Hans A. Bloss / Holger Krakowski-Roosen / Isabel Bloss

DIE BESTEN WORKOUTS MIT GERÄTEN

Fitness Home

Einbandgestaltung: Katrin Kleinschrot

Titelbild: HEINZ KETTLER GmbH & Co. KG

Bildnachweis: Polar Electro GmbH Deutschland: S. 7, 26, 34, 37, 60, 74, 121, 122; Wikimedia Commons: S. 47 (United States Department of Agriculture, Agricultural Research Service); Alle anderen Bilder: HEINZ KETTLER GmbH & Co. KG

ISBN 978-3-613-50735-7

1. Auflage 2014

Sie finden uns im Internet unter www.pietsch-verlag.de

Lektorat: Susanne Fischer
Innengestaltung: Medienfabrik GmbH, Stuttgart
Druck und Bindung: Agentur Dalvit, D-85521 Ottobrunn
Printed in Italy

Inhalt

Liebe Leserin, lieber Leser,

in einer meiner ersten Publikationen zum Themenbereich »Bewegung, Sport, Fitness und Gesundheit« (*Bewegung tut not*, 1986) zitierte ich den Satz eines Sportmediziners: »Das Beste an meinem neuen Fitnessgerät ist, dass meine Frau einen zusätzlichen Wäscheständer im Keller hat!« Ich fügte hinzu, diese ironisch-witzige Meinung könne man verstehen, denn es sei tatsächlich oft schöner, draußen Sport zu betreiben. Außerdem seien manche Fitnessgeräte so konstruiert, dass sie nicht gerade zum Sporttreiben einladen würden. Das sehe ich heute anders. Vor 28 Jahren, im Alter von 46, war ich noch ein leidenschaftlicher Läufer, joggte nahezu jeden Tag und hatte das Glück, gleich von meiner Wohnung aus in den Wald laufen zu können. Stattdessen in den eigenen vier Wänden auf einem Laufband laufen?

Mit der Zeit musste ich aber umdenken. Selbst unter diesen günstigen Voraussetzungen konnte ich nicht immer raus – etwa im Frühjahr, wenn die Pollen flogen und meinen Heuschnupfen verschlimmerten, im Sommer, wenn es zu heiß war und hohe Ozonwerte zu Lungenschädigungen hätten führen können, oder im Herbst und Winter, wenn es stürmte, heftig regnete oder schneite. Einfach pausieren kam für mich aber nicht infrage. Einmal, weil ich mich unwohl fühlte und zum anderen, weil ich als Sportwissenschaftler natürlich wusste, dass Bewegung, Sport und Fitnesstraining meine Gesundheit und Fitness nur stärken, wenn ich sie regelmäßig betreibe. So regelmäßig wie das Zähneputzen. Wer führt seine Zahnpflege nur gelegentlich durch, z. B. am Wochenende oder im Urlaub, oder hört gar mit 50 oder 60 auf damit? Bei der Herz- und Kreislaufpflege durch Bewegung gehen aber nach wie vor viele Menschen so vor. Da-

bei ist ein gesundes Herz, der Motor unseres Lebens, im Zweifel noch wichtiger als ein gesundes Gebiss ...

Weil ich die Gesundheitspflege durch Fitnesstraining regelmäßig machen muss, bis zum letzten Tag, komme ich ohne Home Fitness bzw. ohne Fitnessgerät in meinen eigenen vier Wänden nicht aus!

Viele wissen das inzwischen und handeln danach. Nicht nur Politiker oder Manager, die oft einen 16-Stunden-Tag haben, sondern Menschen aus allen Bevölkerungsschichten und Altersgruppen. Sogar der Dalai Lama, der sich sonst auf seinen unerschütterlichen Glauben verlässt, wird für seine Gesundheit und Fitness selbst aktiv und radelt täglich auf seinem Hometrainer.

Aus den früheren, nicht immer einladenden Fitnessgeräten sind inzwischen wahre technische Wunderwerke geworden, auf denen das Sportreiben großen Spaß macht. Erinnerten Fitnessgeräte, vor allem Kraftmaschinen, vor fast 30 Jahren teilweise noch an »Quäl-Apparate«, so handelt es sich bei den heutigen Modellen um leichtgängige, elektronisch gesteuerte Maschinen in elegantem Design, auf denen man mühelos mit viel Spaß Sport betreiben kann. Sie sind bestens für einen individuumbezogenen moderaten Gesundheits- und Fitnesssport geeignet, wie wir ihn in unserem Buch vertreten.

Anlässlich einer Fitness-Serie im Bayerischen Rundfunk fragte mich ein junger Redakteur: »Ich habe nur eine 3-Zimmer-Wohnung, wo soll ich da mein Fitnessgerät aufstellen?«
Er hatte verstanden, dass der Keller nicht der richtige Platz ist, weil es da tatsächlich vor sich hin-

rosten könnte. Das Gerät muss fast im Weg stehen, damit man daran erinnert wird. Zumindest anfangs, denn mit der Zeit hat man sich so ans Sporttreiben gewöhnt und hat gespürt, wie gut es tut, so dass man diese lebenswichtige Gewohnheit gerne freiwillig wiederholt. Meine Antwort war ganz einfach: Modernste Technologie ermöglicht es, dass man das Fitnessgerät nach einem Training bei offenem Fenster oder geöffneter Balkontür zusammenklappt und wieder in die Ecke stellt.

Wie viele Gründe es für die Home Fitness gibt, zeigen wir Ihnen ausführlicher im Kapitel »Die fünf wichtigsten Gründe für ein Home-Fitness-Training« (S. 10ff.). Ich denke und hoffe, dass Sie uns glauben werden, dass an einem Fitnesstraining zuhause kein Weg vorbeiführt. Auch nicht an einem Fitnessgerät, weil ein sinnvolles Ausdauertraining – das »Herzstück« eines jeden Gesundheits- und Fitnesstrainings – nur auf einem Gerät wie z. B. einem Fahrradergometer, Bike, Crosstrainer, Laufband oder Rudergerät möglich ist. Welches Gerät für Sie das Richtige ist und was Sie bei der Auswahl beachten sollten, zeigen wir Ihnen im Kapitel »Home-Fitness-Geräte auf dem Prüfstand« (S. 64ff.).
Das Training auf einem Fitnessgerät ist also ganz einfach ein »Muss«. Wer optimal für seine Gesundheit und Fitness und damit auch für ein gesundes und langes Leben vorsorgen will, kommt um die Anschaffung eines solchen Gerätes nicht herum. Eine kleine Ausnahme räume ich gerne ein: Wenn man jung ist und etwa über ein Fitnesstraining Kontakte aufnehmen möchte, weil man z. B. beruflich in eine andere Stadt versetzt wurde, will man vielleicht lieber in ein Fitnesscenter gehen. Aber auch dazu haben wir im Kapitel » Die fünf wichtigsten Gründe« einiges gesagt: Man muss vor allem viel Zeit haben, und außerdem ist das Training im Fitnesscenter längerfristig viel kostspieliger.

Noch ein Wort zur Kooperation mit der Firma KETTLER, dem größten Hersteller von Heim-Fitnessgeräten in Europa, von dem zahlreiche Fotos in diesem Buch stammen. Weder hat der Verlag, noch haben wir Autoren finanzielle Vorteile von dieser Firma erhalten, noch hat KETTLER uns Autoren in irgendeiner Weise beim Abfassen des Buches beeinflusst.

Dieses Buch basiert auf der gleichnamigen Publikation von Prof. Dr. Hans A. Bloss, Christopher Bloss und Iris Mahler aus dem Jahre 2003. Wir hatten und haben mit diesem Buch nur ein Ziel: Sie zu überzeugen, dass Sie sich ein Fitnessgerät zulegen sollten, damit Sie über Home Fitness optimal für Ihre Gesundheit und Fitness vorsorgen.

Im Juli 2013 wurde eine repräsentative Untersuchung des Forsa-Instituts im Auftrag der Techniker-Krankenkasse zum Sport- und Bewegungsverhalten der Deutschen veröffentlicht. Jeder Erwachsene verbringt durchschnittlich sieben Stunden im Sitzen, wobei häufig noch drei Stunden vor dem Fernseher oder dem Internet hinzukommen. Die Zahl der Sportmuffel umfasst 52 %, während die der Gelegenheitssportler 27 % beträgt. Danach sind wir eine bewegungslose Gesellschaft mit all ihren negativen Folgeerscheinungen. Dieser Teufelskreis kann insbesondere auch mit Home Fitness durchbrochen werden.

Es ist nicht notwendig – etwa wie bei Herzpatienten für die Prävention oder Rehabilitation eines Herzinfarkts –, dass Sie möglichst immer auf einem Home-Fitness-Gerät üben. Wenn es möglich ist, sollten Sie sich durchaus auch draußen bewegen: walken, joggen, Rad fahren, schwimmen, wandern, skilanglaufen. Aber zur Ergänzung oder als Alternative zu Ihrem regelmäßigen Bewegungstraining kommen Sie ohne Home Fitness nicht aus! Dabei reicht es aus sportwissenschaftlicher und sportmedizinischer Sicht aus, dass Sie sich jeden zweiten Tag etwa 20 – 30 Minuten lang mit ihrem individuellen Anstrengungsmaß bewegen.

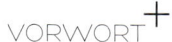

Diese Regelmäßigkeit bis ins hohe Alter ist nur mit Home Fitness einzuhalten!

In diesem Sinne wünsche ich Ihnen – auch im Namen meiner beiden kompetenten Mitautoren Dr. Holger Krakowski-Roosen und Dr. med. Isabel Bloss – viel Erfolg und viel Spaß für Ihr Home-Fitness-Training!

Herzlichst Ihr Hans A. Bloss

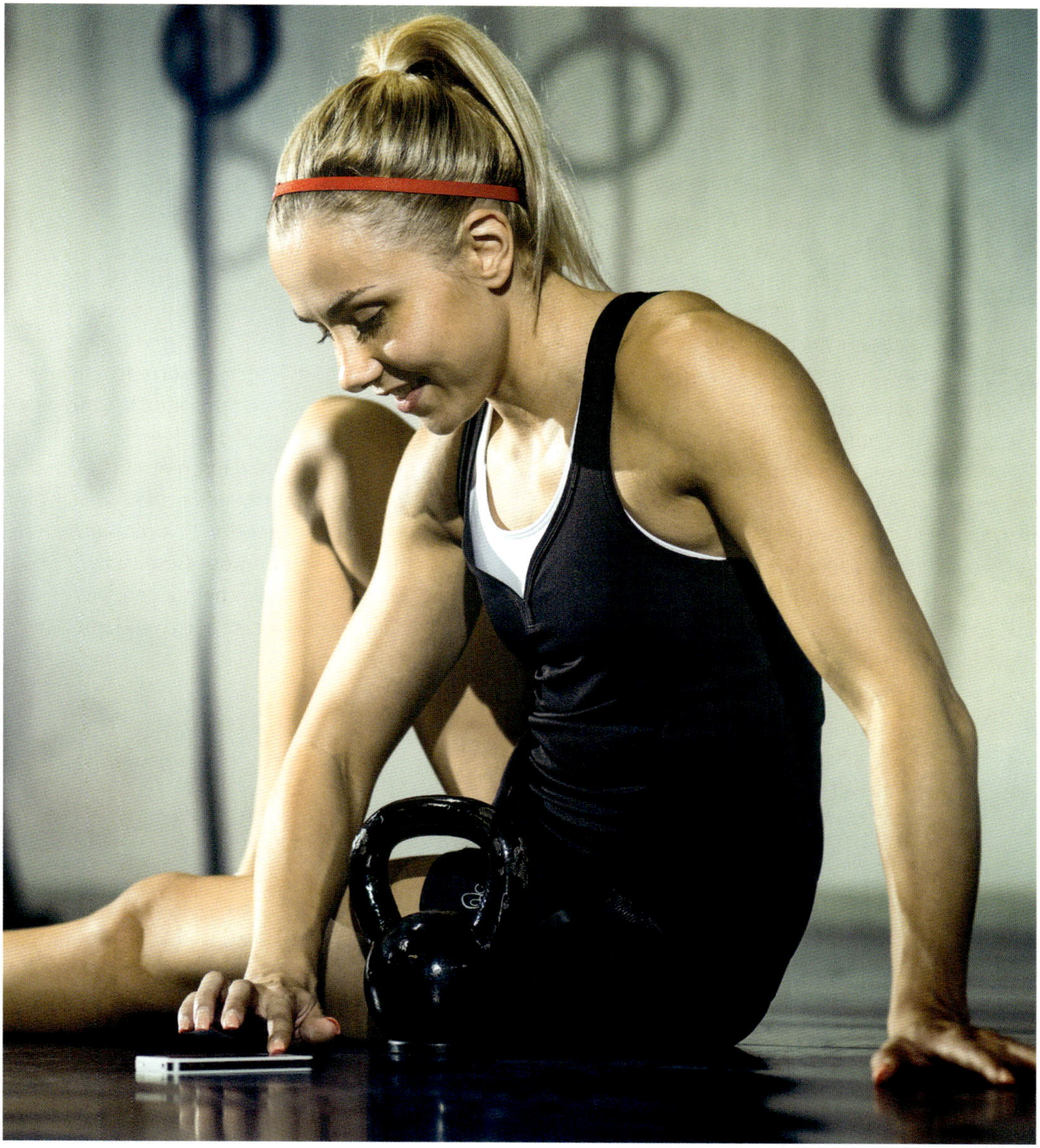

HOME FITNESS: STÄRKT DIE GESUND-HEIT UND VERLÄNGERT DAS LEBEN

Home-Fitness-Training - eine echte Alternative zum Sport draußen

Der praktizierende Heimsportler sollte sich mental auf sein Ziel einstimmen. Dieses Kapitel bündelt die zahlreichen Vorzüge des Heimtrainings für Sie und knackt die wichtigsten Vorurteile. Damit Sie von Anfang an alles richtig machen, folgt ein kurzer Abschnitt mit den entscheidenden Grundregeln des Heimtrainings.

Zum Heimtraining gibt es nur wenige Publikationen. Der Outdoorsport hingegen wird sehr umfangreich abgedeckt. Dabei verbringen wir die meiste Zeit zu Hause – in der Wohnung, im Haus, auf dem Balkon oder der Terrasse, im Garten. Zum Teil findet auch unser Berufs- und Arbeitsleben zu Hause statt. »My home is my castle«, sagen die Engländer zu Recht. Da möchte jeder tun und lassen, was er will, sich wohlfühlen, abschalten, ausspannen, ganz Mensch sein. Und nur das machen, was wirklich Spaß macht, was den eigenen Wünschen und Sehnsüchten gerecht wird. Wir wissen aus vielen Umfragen, dass die Menschen die Welt »draußen« eher als etwas Unbestimmtes, Fremdes ansehen, über das man oft nicht verfügen kann, dem man sich unterwerfen muss, während man zu Hause souverän und eigenständig selbst bestimmen darf.

Gestalten Sie Ihren ganz persönlichen Sportbereich!

Hand aufs Herz: Ist es wirklich so, dass Sie daheim vor allem nur das tun, was Ihren wirklichen Interessen entspricht? Werden Sie nicht auch zu Hause von Zwängen bestimmt, die von außen kommen, ohne dass Sie es merken? Tatsache ist, dass die meisten Menschen heutzutage, wenn sie zu Hause sind, dem passiven Konsum von Fernsehen und anderen elektronischen Medien (Smartphone, PC, Internet) erliegen. Dabei wollen sie dies angeblich gar nicht wirklich, wie ein genaueres Nachfragen bei Interviews oft zeigt. Sich unterhalten, Lesen, Musik hören, nützliche Haushaltsarbeiten machen – das wünschen sich die meisten Menschen. Tatsache aber ist, dass die Passivität zu Hause immer mehr zunimmt, und das von Kindesbeinen an. Von den vielen Fs unseres passiven, bewegungslosen Sitz-Lebens findet die Mehrzahl zu Hause statt: Frühstück, Fahrstuhl, Fließband, Feierabend, Faulenzen, Fernsehen, Flaschenbier, Filterzigaretten. Um diesen Teufelskreis zu durchbrechen, ist zu Hause Fitness angesagt! Richten Sie sich dafür einen Bereich ein, in dem Sie sportlich aktiv werden können, wie und wann immer Sie möchten. Viele der negativen Fs werden ganz bescheiden an den Rand treten, wenn Sie dafür sorgen, dass das gesunde F der Fitness einen schön ausgestatteten Platz in Ihrem Heim erhält. Werden Sie also aktiv und verschaffen Sie sich einen Freiraum für Bewegung. Das wird Ihnen Freude bereiten und rundum gut tun.

TIPP

Ihr Fitnesstraining sollten Sie im Sommer auch bei starker Hitze und erhöhten Ozonwerten weiterführen, denn Regelmäßigkeit ist Trumpf – aber nicht draußen, sondern in geschlossenen Räumen auf einem Heimtrainer.

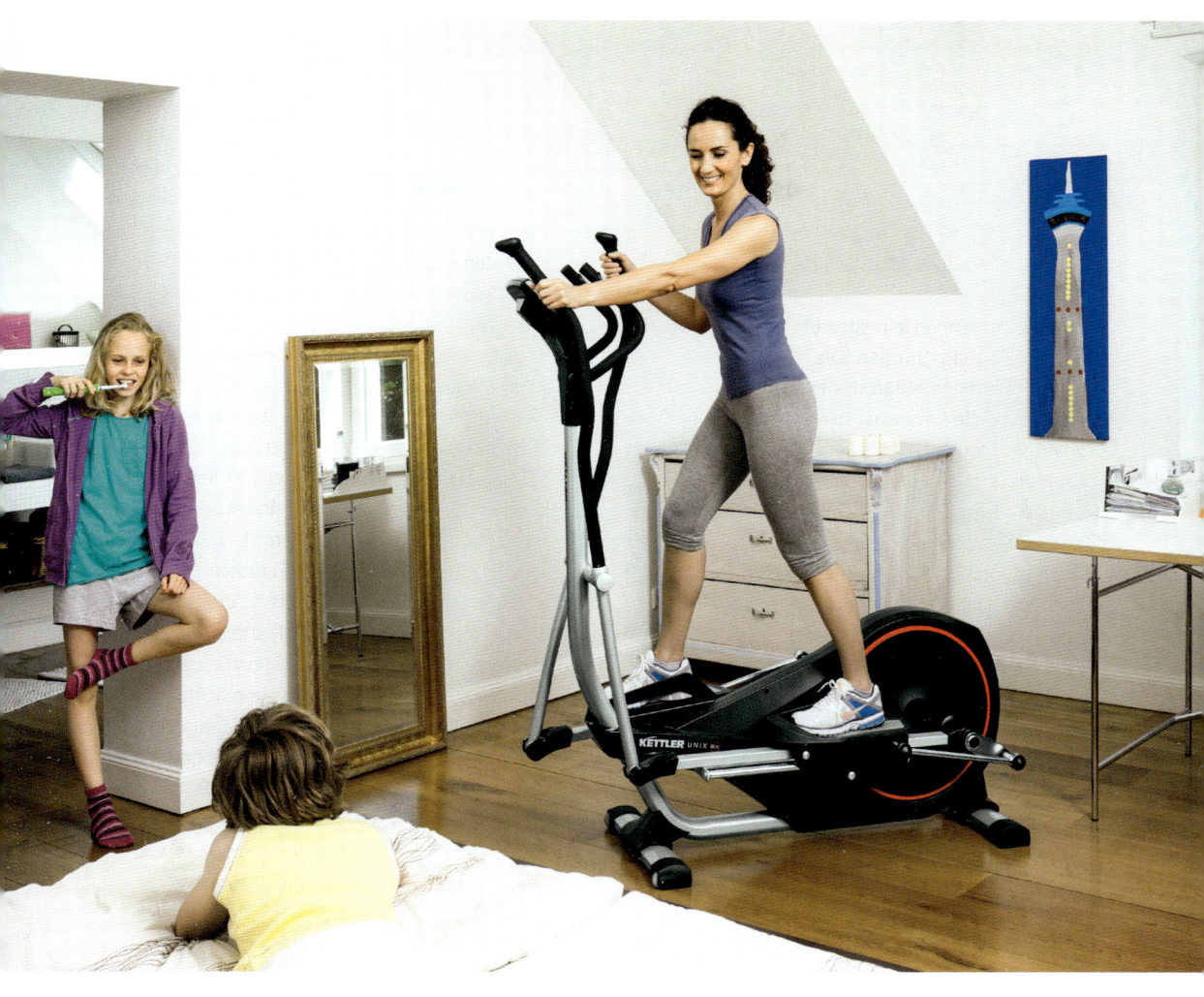

»DIE MENSCHEN ERBITTEN
SICH GESUNDHEIT UND GLÜCK
VON DEN GÖTTERN. DASS SIE ABER
SELBST EINFLUSS DARAUF HABEN,
WISSEN SIE NICHT.«

DEMOKRIT, 460 V. CHR.

Die fünf wichtigsten Gründe für ein Home-Fitness-Training

Wenn Sie neue gute Gewohnheiten aufnehmen und Ihren Körper in Bewegung setzen wollen, muss die Motivation stimmen. Versorgen Sie sich deshalb ausgiebig mit motivierenden Informationen. Das wird Ihnen helfen, Ihr Vorhaben Home Fitness in die Tat umzusetzen und auch in schweren Zeiten nicht aufzugeben. Für Home Fitness spricht so viel, dass wir hier nur einige wichtige Gründe heraus- greifen können. Ergänzen Sie diese Liste aber ruhig mit weiteren motivierenden Pluspunkten, die Ihnen einfallen. Schreiben Sie diese am besten für sich auf.

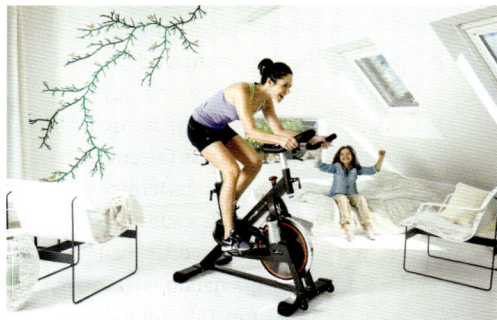

Cardiofitness mit dem Speedbike

Fitness bei jedem Wetter, bei jeder Jahres- und Tageszeit

Es ist erwiesen, dass die Regelmäßigkeit eines Kör- pertrainings entscheidend für seine gesundheits- fördernde Wirkung ist. In unseren Breiten können Sie diese Regelmäßigkeit aber nur sicherstellen, wenn Sie die Möglichkeit haben, zu Hause zu trai- nieren. Ist die Wetterlage extrem, sollten Sie auf ein Outdoor-Training verzichten. Bei hoher Luft- feuchtigkeit und großer Hitze besteht die Gefahr eines Kollaps' oder Hitzschlags. Auch dichter Nebel, starker Regen und große Kälte eignen sich nicht für ein Outdoor-Training. Ist es zu kalt und/oder nass, kommt es leicht zur Unterkühlung der Muskulatur und damit zu erhöhter Verletzungsgefahr. Atmet man

zu kalte Luft ein, kann dies die Atemwege schädigen. Menschen mit Herz-Kreislauf-Schwäche sollten bei schnellen Luftdruckschwankungen, etwa bei Föhn- lagen oder kurz vor Gewittern, nicht im Freien Sport treiben. Auch bei Ozonwerten über 110 µg/m^3 soll- te Ausdauersport im Freien vermieden werden. All diese witterungsbedingten Hindernisse werden ein Fitnesstraining in den eigenen vier Wänden aber nicht beeinflussen.

Allergiegeplagten Menschen, für die eine Stärkung des Immunsystems durch körperliche Fitness erwie- senermaßen positiv ist, bietet Home Fitness eine fantastische Möglichkeit, auch in den pollenträch- tigen Monaten Sport zu treiben. Das Fenster sollte dabei allerdings geschlossen bleiben.

Viele Sportverletzungen könnten vermieden werden, wenn das Sporttraining öfter einmal von draußen nach drinnen auf ein Home-Fitness-Gerät verlegt würde. Auch wenn das Joggen im Schnee besonders schön sein kann – das Risiko, auf einer eisigen Flä- che auszurutschen und sich eine Zerrung oder einen Bänderriss zu holen, ist einfach zu groß.

Maßgeschneidert für Ihr Zeitbudget und Ihren Bio-Rhythmus

Sie haben es sicherlich schon selbst bemerkt: Je nach Tageszeit ist Ihr Bio-Rhythmus und damit Ihre allgemeine Leistungsbereitschaft und -fähigkeit unterschiedlich. Auch Ihre sportliche Leistungs- fähigkeit unterliegt tageszeitlichen Schwankun- gen. Darüber hinaus gibt der Berufsalltag häufig einen bestimmten Zeitrahmen vor: Morgens muss es schnell gehen, und wenn Sie abends geschafft nach Hause kommen, sind Sie erst einmal hungrig

INFO
Ein Outdoor-Fitnesstraining kann mit allem Drum- herum, An- und Abfahrten, Umziehen sowie Duschen gut und gerne zwei bis drei Stunden in Anspruch nehmen, und über diese Zeit verfügt nicht jeder.

und wollen sich ausruhen und entspannen. Andererseits wäre es oft gerade dann sinnvoll, gleich nach draußen zu gehen, um Sport zu treiben – möglicherweise ist es noch hell, und Temperatur und Wetter stimmen.

Dieses Dilemma kann einem die Freude am Sport nehmen. Wenn Sie dann aber unter Druck Sport treiben, nur damit das Programm eingehalten wird, ist das weder für den Körper noch für die Seele gut. Angesichts dieser Bedingungen wird verständlich, dass »Hab' keine Zeit für Sport und Fitness« bei Umfragen das Hauptargument für das Fehlen regelmäßiger sportlicher Aktivitäten ist. Mit einem Heimtraining hingegen können Sie flexibel auf Ihre individuellen Möglichkeiten und Ihren Bio-Rhythmus reagieren, so dass das Fitnesstraining Spaß macht und nicht zum Stress wird.

Sport, Bewegung & Fitness ohne Publikum

TIPP
Wenn Sie Sport meditativ betreiben möchten, spricht vieles für ein Heimtraining, denn nur im geschützten Rahmen Ihres Zuhauses ist es möglich, die Aufmerksamkeit von der Außenwelt abzuziehen.

In aller Öffentlichkeit Sport auszuüben, ist nicht jedermanns Sache. Vor allem Anfänger oder auch dickere Menschen haben manchmal Hemmungen, in einem Stadtpark, einem Verein oder Fitnesscenter Sport zu treiben, da sie sich dort den Zuschauerblicken ausgesetzt fühlen. Das ist verständlich, auch wenn in Wirklichkeit die Mit-Sportler meist gar keine Vorurteile gegenüber Ungeübten und Unsportlichen haben. Tatsache aber ist, dass in der Sportszene, in den Fitnessstudios, auf den Pisten, in den Freizeitparks, Schwimmbädern und Fitnesszeitschriften die sportgestählten »Bodies« den Ton angeben. Zu Hause auf Ihrem Heimtrainer können Sie selbst bestimmen,

wer Ihnen beim Training zuschauen darf. Sie brauchen weder wegen Ihrer Figur noch wegen anfänglicher Ungeschicklichkeit Komplexe zu haben. Darüber hinaus werden Sie, wenn Sie individualistisch veranlagt sind, ohnehin lieber allein und in einer vertrauten Umgebung Sport treiben.

Sport, Bewegung & Fitness mit dem individuell optimalen Anstrengungsmaß
Das Schöne am Outdoor-Training sind die Variationsmöglichkeiten in der Streckenführung. Diese Variationen haben für Anfänger jedoch auch ihre Tücken. Ist es Ihnen nicht selbst schon so ergangen, dass Sie Ihr Jogging- oder Radfahrtempo beibehalten wollten, auch wenn die Strecke anstieg und schwerer wurde, nach dem Motto: Diesen Hügel schaffe ich noch? Leistungssportler kennen aufgrund jahrelangen Trainings ihre Belastungswerte und -grenzen gut. Nicht so Gesundheitssportler: Aus wissenschaftlichen Untersuchungen wissen wir, dass Gesundheits- und Fitnesssportler sich entweder unterfordern oder sich (noch häufiger) übernehmen. Gerade noch unerfahrene Gesundheits- und Fitnesssportler kennen ihren Organismus häufig nicht gut genug, um ausreichend auf seine Signale zu achten. Und zum Pulsmessen immer wieder anhalten wird beim Radfahren oder Skilanglaufen ja wohl kaum jemand.

Beim Training auf einem Heimtrainer ist das anders: Die Belastungsanforderungen können genau programmiert, immer auf das gleiche und individuell optimale Maß eingestellt und exakt kontrolliert werden. Unterforderungen sind ebenso wie Überlastungen, die zu Folgeschäden führen können, sofort auf dem Display zu erkennen. Das Training drinnen ist zwar eventuell monotoner als draußen, dafür aber genau auf das individuelle Leistungsvermögen abstimmbar und damit sicherer. Das Heimtraining eignet sich deshalb besonders gut für Anfänger, Präventions- und Rehabilitationssportler sowie für ältere Menschen, aber auch für jeden Fitnesssportler, der »zwischendurch« mal wieder seine eigene Leistungsfähigkeit überprüfen möchte.

Sport, Bewegung & Fitness für den ganzen Körper als »Balanced Fitness«

Für das Gesundheits- und Fitnesstraining gibt es leider nur wenige Ganzkörpersportarten, wie z. B. Schwimmen, Rudern und Skilanglaufen. Alle anderen Gesundheitssportarten wie Jogging, Walking, Radfahren, Wandern, Aerobic oder Krafttraining trainieren schwerpunktmäßig jeweils nur eine bestimmte Fähigkeit, entweder Ausdauer oder Kraft oder Beweglichkeit. Wer also immer nur joggt oder Rad fährt, um Herz und Kreislauf fit zu halten, tut zu wenig für die Stärkung seiner Rücken- oder Bauchmuskulatur oder zur Vorsorge vor Osteoporose. Und wer immer nur seine Kraft trainiert, stärkt zwar seine Körpermuskeln, vernachlässigt aber das Herz-Kreislauf-System und handelt sich vielleicht eines Tages Herzprobleme ein. Nur die Ganzkörpersportarten trainieren gleichzeitig, also in einer Trainingseinheit, alle drei wichtigen Fitnesskomponenten: Ausdauer, Kraft und Beweglichkeit.

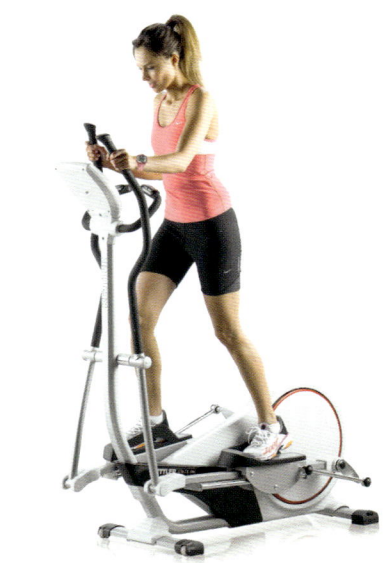

Crosstrainer Unix PX

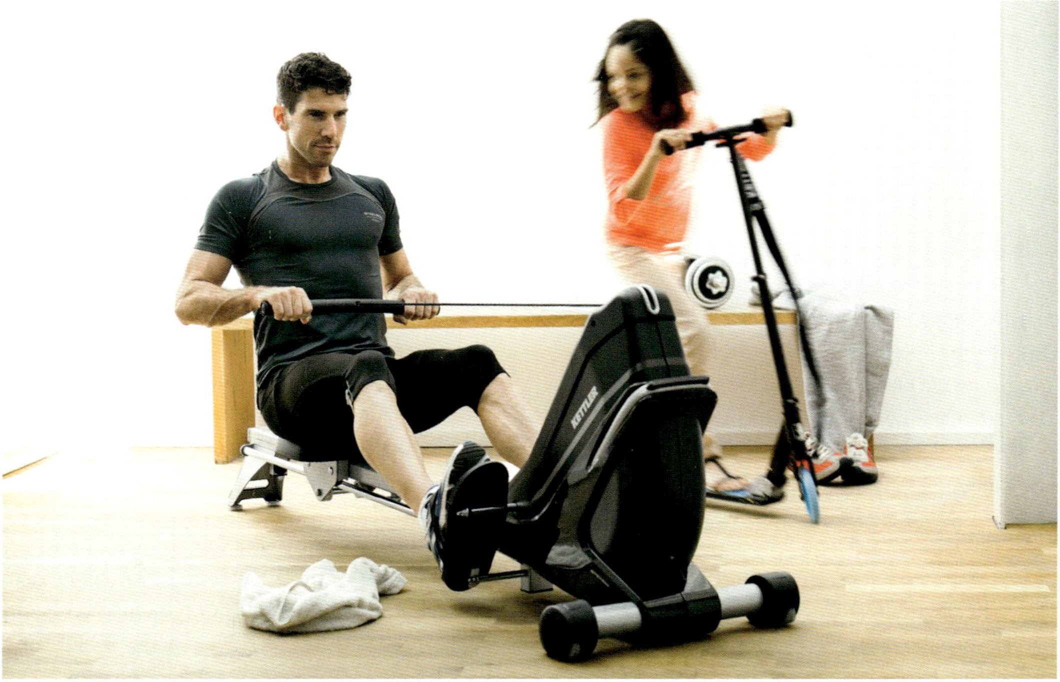

Rudergerät Coach E

Wer weder Schwimmen noch Rudern oder Ski-langlaufen mag, muss zusätzlich zu seiner Ausdau-ersportart ein Krafttraining absolvieren oder umge-kehrt. Das aber ist oft zeitaufwendig und nicht leicht umzusetzen. Wer hat schon die Selbstdisziplin und die nötige Zeit, zuerst ein häusliches Krafttraining durchzuführen und anschließend eine Ausdauer-sportart oder diese Fähigkeiten im täglichen Wechsel zu trainieren? Im Fitnessstudio ist das »Balanced Fitnesstraining« eher möglich. Aber nicht jeder mag in ein Fitnessstudio gehen, außerdem ist oft auch kein geeignetes in der Nähe.

Aus diesem Dilemma hilft ideal das Heimtraining auf einem Ganzkörper-Fitnessgerät, mit dem wirk-sam und zeitsparend in einer Trainingseinheit alle wichtigen Fitnesskomponenten ganzheitlich trainiert werden können. Die optimalen Voraussetzungen für ein »Balanced Fitnesstraining« bieten Crosstrainer oder Rudergeräte.

INFO
Churchills immer wieder zitierte Begründung für sein hohes Lebensalter: »No sports!« bezog sich auf den oft ungesunden Leistungssport. Der englische Staatsmann hielt sich selber nämlich durchaus mit Gesundheitssport fit.

Vor allem für Anfänger, wenig Trainierte oder auch Ältere ist das Fitnesstraining zu Hause eine wichtige Alternative, um beim Sporttreiben Verletzungen oder Schäden zu vermeiden.

Die größten Fitness-Vorurteile sind leicht zu widerlegen

Damit Ihr frischer Elan nicht von einem Fitnessver-ächter durch typische Anti-Fitness-Parolen zunichte gemacht werden kann, wollen wir hier wichtigsten dieser Sätze näher beleuchten und sie widerlegen.

Vielleicht können Sie mit den folgenden Informati-onen ja sogar einen Bewegungsmuffel bekehren. Es täte ihm sicher gut!

»Sport ist Mord« – beim Sport muss ich mich schinden

Vor allem ehemalige Vereins- oder Leistungssportler hören nach ihrer aktiven Zeit oft abrupt mit Sport und Bewegung auf, weil sie ihre früheren Leistungen nicht mehr erreichen. Wenn man jahre- oder jahr-zehntelang den Sport nur mit der einen Motivation und Zielvorstellung betrieben hat – das Höchste aus sich herauszuholen –, fällt eine Umstellung zu einem anderen Sportverständnis oft schwer. Die Folge da-von ist häufig eine völlige Sportabstinenz, die den berühmten Bierbauch oder bei Frauen das Entstehen von Problemzonen an Hüfte, Bein und Po begünstigt. Wenn ehemalige Aktive dagegen mit Freizeit- und Gesundheitssport weitermachen, setzen sie häufig ihr altgewohntes Verhalten fort und gehen auch im Fitnesstraining stets bis an ihre Grenzen.

› Bei Fitness gilt: Weniger ist mehr

Dieses für den Fitness- und Gesundheitssport un-angebrachte Sportverständnis kann gefährlich sein. Wenn man etwa das Krafttraining übertreibt, kann es leicht zu Muskel-, Sehnen- und Knorpelschädigungen kommen. Übertriebenes Ausdauertraining kann im Extremfall sogar zum plötzlichen Herztod führen. Für das hier zugrundegelegte Verständnis von Fit-ness- und Gesundheitssporttraining, das Sport und Bewegung als einen Bereich auffasst, der uns ein Leben lang begleiten sollte und unsere Lebensqua-lität erhöht, gilt hingegen: Strengen Sie sich weniger an, als Sie eigentlich könnten.

› Das Wohlfühlmaß finden

Es geht darum, entsprechend Ihrem individuell pas-senden Anstrengungsmaß Sport zu treiben, und nicht darum, durch Fitnesstraining der Beste zu sein! Wer sich weniger anstrengt, fühlt sich nicht nur wohler, sondern baut auch mehr Fett ab (siehe Seite 46 bis

53). Das belegen inzwischen verschiedene wissenschaftliche Untersuchungen. Vor einiger Zeit sagte ein Klinikdirektor: »Als Internist glaubte ich, die Trainingswirkungen eigentlich zu kennen, aber es ist erstaunlicherweise wirklich so: Ich orientiere mich jetzt an meiner Puls-Uhr, jogge langsamer und fühle mich hinterher tatsächlich wohler. Man lernt eben nie aus!« Für dieses Phänomen haben wir bereits 1986 den Begriff »sanftes Fitnesstraining« geprägt.

In Beruf und Alltag bewege ich mich genug

Bei Veranstaltungen zum Thema Herz-Kreislauf-Krankheiten und Bewegung wird immer wieder vorgebracht, man würde sich doch eigentlich sowieso reichlich bewegen, und die regelmäßige Gartenarbeit sowie der Spaziergang mit dem Hund müsse doch wohl ausreichen.

› Kein ausreichender Herz-Kreislauf-Schutz

Aus sportwissenschaftlichen und sportmedizinischen Untersuchungen wissen wir, dass es zwar gut ist, im Alltag und Beruf jede Gelegenheit zu ergreifen, um sich zu bewegen, dass diese Bewegungen in der Regel jedoch nicht als wirksamer Schutz vor Herzinfarkt ausreichen. Weil die Gartenarbeit lediglich die Muskulatur trainiert und diese oft auch nur einseitig. Gymnastik- und Dehnungsübungen sind deshalb danach sehr wichtig. Und beim Spaziergang kommt es darauf an, ob dieser gemächlich erfolgt oder mit einer Geschwindigkeit, bei der die Herzschlagzahl auf das individuell erforderliche Maß erhöht wird. Die Zahl der Herzinfarkte könnte durch ein regelmäßiges und richtiges Fitnesstraining halbiert werden! Wie

> ### INFO
> Körperliche Aktivität wie Garten- und Hausarbeit, sonntägliches Radeln oder gemächliches Spazierengehen wirkt sich zwar positiv auf die Energiebilanz aus, ist aber nicht so wertvoll wie regelmäßiger und richtig dosierter Ausdauersport.

bei jeder Medizin kommt es auch bei der »Bewegungs-Herzmedizin« auf die richtige Dosierung an. Regelmäßig ausgeübtes Fitness-und Bewegungstraining als Home Fitness mit der individuell richtig dosierten Herz- und Pulsfrequenz ist eine echte »Naturmedizin« ohne Nebenwirkungen.

› Für Gelenke, Rücken und Beweglichkeit zu wenig

Die uns im technisierten Alltag abverlangten Bewegungen sind als Trainingsreize für gute Fitness und Herz-Kreislauf-Gesundheit nicht ausreichend. Für das Ausdauertraining zum Schutz vor Herz-Kreislauf-Krankheiten, für das Krafttraining zur Vorsorge gegen Kreuzschmerzen und Gelenkprobleme müssen Sie ebenso wie für das Beweglichkeitstraining zur Förderung und Erhaltung optimaler Gelenkigkeit ein regelmäßiges und richtig dosiertes Fitnesstraining durchführen.

Sport- und Fitnessliebhaber leben auch nicht besser und länger als Bewegungsmuffel

Von Carl Diem, dem Begründer des deutschen Sportabzeichens, stammt der Satz »20 Jahre lang 40 bleiben!« Wer möchte das nicht? Der Sportmediziner Professor Hollmann hat durch wissenschaftliche Studien nachgewiesen, dass sechzigjährige Männer, die über Jahre ein regelmäßiges und richtiges Bewegungstraining ausübten, den Fitnesszustand von vierzigjährigen Sportmuffeln hatten. Sowohl in der Ausdauerfähigkeit und Herz-Kreislauf-Leistung wie auch bei der Muskulatur erreichten sie Werte von vergleichbaren vierzigjährigen Untrainierten!

› Fitness schützt vor zahlreichen Krankheiten

Ein Leben lang ausgeführtes, richtig dosiertes und regelmäßiges Fitnesstraining als Körper- und Gesundheitspflege schützt vor vielen Krankheiten oder zögert diese hinaus: Herz- und Gehirninfarkt, bestimmte Formen der Krebserkrankungen, Atemwegserkrankungen, Rückenschmerzen, Diabetes, Osteoporose, Arthrose. Inzwischen gibt es sogar viele wissenschaftliche Untersuchungen, die nachweisen, dass Menschen, die regelmäßig Ausdauersport betreiben, weniger an Demenz erkranken! Der Grund ist die Neurogenese, was nichts anderes heißt, als dass durch regelmäßiges Ausdauertraining im Gehirn neue Nervenzellen entstehen. Bewegung wirkt wie Dünger für die Gehirnzellen, die sonst im Alter absterben. Natürlich ist für die Prävention von Demenz-Erkrankungen auch wichtig, dass Menschen geistig rege bleiben und soziale Kontakte pflegen. Es gibt aber kaum eine Krankheit, bei der richtig ausgeübter Sport nicht hilft! Das ist der Grund dafür, weshalb Fitness- und Bewegungsliebhaber eine höhere Lebensqualität haben, also tatsächlich besser leben und das Leben in seiner gesamten Fülle, in Beruf, Alltag und Freizeit besser meistern und genießen können.

› Fitte leben tatsächlich länger

Diese Tatsache allein sollte schon ausreichen, um sofort mit Sport und Bewegung anzufangen. Durch zahlreiche Untersuchungen wissen wir inzwischen sehr genau, dass Fitness und Bewegung die Lebenszeit verlängern. Im Durchschnitt leben Trainierte immerhin etwa zwei bis drei Jahre länger als Bewegungsmuffel. Und das ist doch etwas – egal, ob man 75 oder bereits 80 Jahre alt ist!

Fitness und Gesundheit: Zwei verschiedene Paar Schuhe

Fitness und Gesundheit sind nicht dasselbe, auch wenn beide Begriffe manchmal gleichgesetzt werden. Ein gesunder Mensch braucht nicht unbedingt fit zu sein, er kann nämlich einen schlappen, ungeübten Körper haben und stressanfällig sein. Umgekehrt kann sich ein Mensch, auch wenn er medizinisch nicht ganz gesund ist, etwa an einer chronischen Krankheit wie Rheuma leidet, durchaus mit regelmäßiger Bewegung und vernünftiger Ernährung fit und leistungsfähig halten.

Fitness setzt am Körper an und beeinflusst den ganzen Menschen, wobei die drei Aspekte regelmä-

ßige Bewegung, gesunde Ernährung und sinnvolle Entspannung eine zentrale Rolle spielen. Ein guter Fitnesszustand spiegelt sich wider in einem gesteigerten allgemeinen Wohlbefinden, in höherer Belastbarkeit in Alltag und Beruf sowie in dem Vermögen, Stresssituationen besser begegnen zu können.

Während Gesundheit von der Weltgesundheitsorganisation WHO als »vollständiges körperliches, geistiges und soziales Wohlbefinden« angesehen wird, kann Fitness als »Leistungsfähigkeit für die Anforderungen des Alltags und Berufs« definiert werden. Wer fit ist, wird körperlich und mental gut mit dem Leben fertig. Er vermag z. B. längere Autofahrten auszuhalten, einen langen Berufsalltag durchzustehen und den Alltag richtig zu genießen. Fitness und Gesundheit gehören zusammen. Wer fit ist, ist auch gesünder, aber wer gesund ist, ist nicht unbedingt fitter. Bleiben Sie also möglichst lange gesund und fit.

Dafür können Sie sehr viel tun.

Balanced Fitness: Auf die richtige Mischung Ihrer Trainingseinheiten kommt es an

Der Begriff meint eine ausgewogene, harmonische Ganzkörperfitness aus Ausdauer, Kraft und Beweglichkeit/Koordination, wobei keine der drei Komponenten zu kurz kommen darf.

TIPP

Die Trias der Balanced Fitness stärkt Ihre Seele und hebt Ihr Wohlbefinden. Sie besteht aus:

- der Herz-Kreislauf-Fitness (Vorsorge gegen Herzinfarkt und Schlaganfall)
- der Muskel-Fitness (Vorsorge gegen Rückenschmerzen und Osteoporose)
- der Gelenk-Fitness (Vorsorge gegen Gelenkverschleiß und Arthrose).

Balanced Fitness für Zeitgeplagte

Falls Sie unter Zeitdruck stehen und nicht nacheinander ein Kraft- und ein Ausdauertraining durchführen möchten, sondern mit einer einzigen Gesundheitssportart alle drei Komponenten der Balanced Fitness trainieren wollen, entscheiden Sie sich am besten für ein Ganzkörperfitnessgerät (Crosstrainer, Rudergerät). Auch durch ein Training auf einem Ausdauerfitnessgerät (Laufband, Bike, Fahrradergometer) in Kombination mit Kraftübungen (siehe Kapitel »Krafttraining«, S. 38ff.) können Sie die Trias der Balanced Fitness erfüllen.

Einseitige Bewegung ist auf Dauer ungesund: Wer beispielsweise immer nur seine Ausdauer übt, etwa auf dem Laufband walkt oder joggt, tut nichts für seine Wirbelsäulenmuskulatur und wundert sich später über Rückenschmerzen oder Gelenkarthrose. Wer nur Muskel- und Krafttraining betreibt, um starke Muskeln und einen schönen Körper zu haben, sorgt zu wenig für sein Herz-Kreislauf-System. Und wer nur seine tägliche Beweglichkeitsgymnastik absolviert, vernachlässigt die Ausdauer wie auch die Kraft.

Keine Übertreibungen, keine Unterforderungen: Wenn Sie auf eine regelmäßige Balanced Fitness achten, sich ausgewogen ernähren und sich zwischendurch immer wieder sinnvoll entspannen, garantieren wir Ihnen ein aktiveres, leichteres und fröhlicheres Leben. Sie müssen nur anfangen und in den ersten Wochen durchhalten. Dann werden Sie diese goldene Lebens-Trias nie mehr missen wollen.

Die von uns propagierte Trias »Ernährung – Bewegung – Entspannung« wird durch die Gehirnforschung bestätigt. Während man früher annahm, dass man im Alter geistig abbaut und deshalb an

Ausdauertraining auf dem Heimtrainer

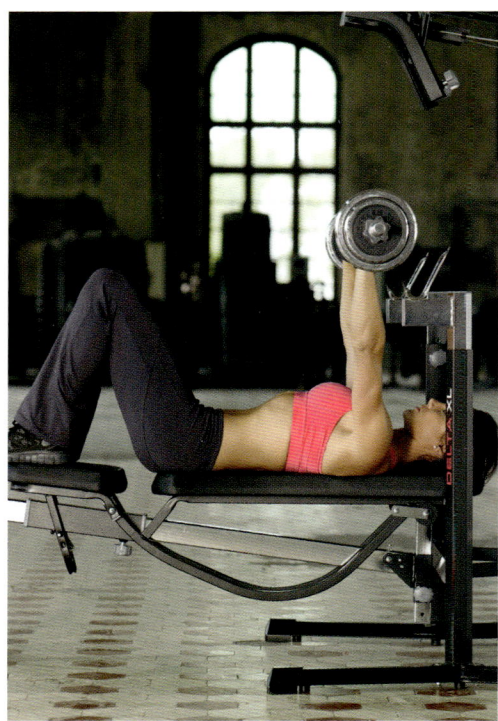

Krafttraining auf der Hantelbank

Demenz erkranken kann, weil Nervenzellen im Gehirn unwiderruflich absterben, gilt es heute als wissenschaftlich belegt, dass auch im Gehirn von Senioren neue Nervenzellen nachwachsen und diese ihr »Gehirn-Konto« laufend auffüllen können, um dem schleichenden geistigen Verfall Paroli zu bieten. Zur Frage, was am besten dazu geeignet ist, um das Gehirn zu trainieren und neue Nervenzellen zu bilden, gibt es unter den Hirnforschern zwar Einigkeit über insgesamt sieben Maßnahmen, aber über die Gewichtung dieser Maßnahmen gehen die Meinungen auseinander.

An vorderster Stelle steht bei den meisten Wissenschaftlern »mehr Bewegung«, wobei bereits beispielsweise ein dreimal in der Woche durchgeführtes Ergometer-Training von 20 bis 30 Minuten ausreicht, um das Risiko einer Alzheimer-Erkrankung deutlich zu senken – auch wenn eine genetische Veranlagung dazu vorliegt. Das beweist eindrucksvoll eine Untersuchung des »Center for Health Studies« in Washington sowie eine Studie der »University of Illinois«. Bei Senioren mit regelmäßiger Bewegung war die Anzahl der Nervenzellen im Gehirn erhöht, und die Testpersonen erzielten bessere Leistungen bei Aufmerksamkeits- und Konzentrationsaufgaben.

Fitnesstraining wird mit zunehmendem Alter immer wichtiger

Wer älter wird, merkt bald, dass selbst die alltäglichen Verrichtungen immer schwerer werden, wenn man nicht gut trainiert ist: Koffer tragen, das Enkelkind hochheben, auf die Haushaltsleiter steigen, die Straßenbahn noch erreichen ...

› Den Verschleiß stoppen

Aus wissenschaftlichen Untersuchungen wissen wir, dass bereits ab dem dreißigsten Lebensjahr die Alterungs- und Regressionsprozesse im menschlichen Organismus beginnen. Die Muskelmasse bildet sich

vom dreißigsten bis zum siebzigsten Lebensjahr um etwa 40 Prozent zurück, und die Verschleißprozesse der Gelenke und Wirbelsäule nehmen zu. Das Bindegewebe altert, dadurch vermindern sich Elastizität, Reiß- und Gleitfähigkeit der Sehnen, Bänder und Muskeln. Der geringere Kalkgehalt der Knochen erhöht die Gefahr der Knochenbrüchigkeit und führt zu Verschleißerscheinungen im Bereich der Wirbelsäule und Gelenke, wodurch wiederum die Belastbarkeit des Halte- und Bewegungsapparates nachlässt.

› Wer rastet, der rostet

Das Herz-Kreislauf-System »altert«, wird schlapp und passt sich den Umweltforderungen immer weniger an, wenn es nicht angemessen gefordert und trainiert wird. Auch wenn es nicht gleich zu so dramatischen Konsequenzen kommen muss wie etwa einem Herzinfarkt: Fitness- und Bewegungsmangel lässt rascher altern und beeinträchtigt die Lebensqualität. Deshalb ist für Senioren ein regelmäßiges Fitnesstraining geradezu lebenswichtig.

Mit steigender Lebenserwartung ist Krankheitsvorbeugung durch Fitnesstraining immer wichtiger

Die durchschnittliche Lebenserwartung Neugeborener in Deutschland beträgt bei Männern 75,9, bei Frauen 82 Jahre. Während noch vor 100 Jahren nur fünf Prozent der Bevölkerung 60 Jahre und älter waren, sind heute 25 Prozent und werden in 20 Jahren mehr als 33 Prozent über 60 Jahre alt sein.

Lebensläufe sollten daher anders konzipiert und an die höhere Lebenserwartung angepasst werden. »Es ist gewissermaßen eine Kalenderreform unseres Lebens notwendig, die beachtet, dass das Erwachsenenalter früher und das Seniorenalter später beginnt«, so Frank Schirrmacher, Autor des bekannten Buchs »Das Methusalem-Komplott«. Körperlichen Einbußen muss man also noch stärker durch Präventionsmaßnahmen vorbeugen, wobei gesunde Ernährung, ausreichende Bewegung sowie geistige und soziale Aktivität immer wichtiger werden.

Altern ist das Ergebnis eines lebenslangen Prozesses der Auseinandersetzung mit Problemen und Belastungssituationen. Schemata der Einteilung in »junge Alte« und »alte Alte« sind heute nicht mehr zutreffend. Man spricht deshalb auch von einem »functional age«. Das heißt, die Funktionsfähigkeit der körperlichen Voraussetzungen (Bindegewebe, Herz-Kreislauf-System, Motorik, Zähne) und der seelisch-geistigen Fähigkeiten (Sensorik, Sensibilität, Emotionen, Intelligenz) kann sehr unterschiedlich sein. Diese Funktionsfähigkeit ist nicht an ein chronologisches Alter gebunden, sondern sie wird durch biologische und soziale Faktoren, durch Schulbildung, berufliches Training, Lebensstil, körperliche Ertüchtigung und geistige Auseinandersetzung während eines ganzen Lebens bestimmt.

Das sogenannte Defizit-Modell von einem naturgegebenen Verlust von Fähigkeiten und Fertigkeiten im Alter wurde widerlegt. Das Altern kann vielmehr eine Chance und Entwicklungsmöglichkeit für den Einzelnen und die Gesellschaft darstellen. 75-Jährige müssen nicht unbedingt pflegebedürftig sein, auch wenn gewisse Einschränkungen bestehen.

Eine umweltbezogene Prävention muss neben der Umgestaltung der Umwelt (Wohnen, Stadtplanung, Verkehr) vor allem auch zu einer gesundheitsbewussten Lebensführung mit geistigen Anregungen und viel Bewegung ermuntern. Dabei ist ein Home-Fitness-Training in den eigenen vier Wänden unerlässlich. Schließlich kommt es auf ein möglichst »gesundes Altwerden« an.

In die Jahre kommen und trotzdem fit sein

Die nachfolgenden von uns modifizierten Ratschläge für gesundes Älterwerden basieren auf den Empfehlungen des Deutschen Olympischen Sportbundes (DOSB), vormals Deutscher Sportbund (DSB) genannt, der im Jahr 2003 mit Unterstützung des »Bundesministeriums für Familie, Frauen, Senioren und Jugend«

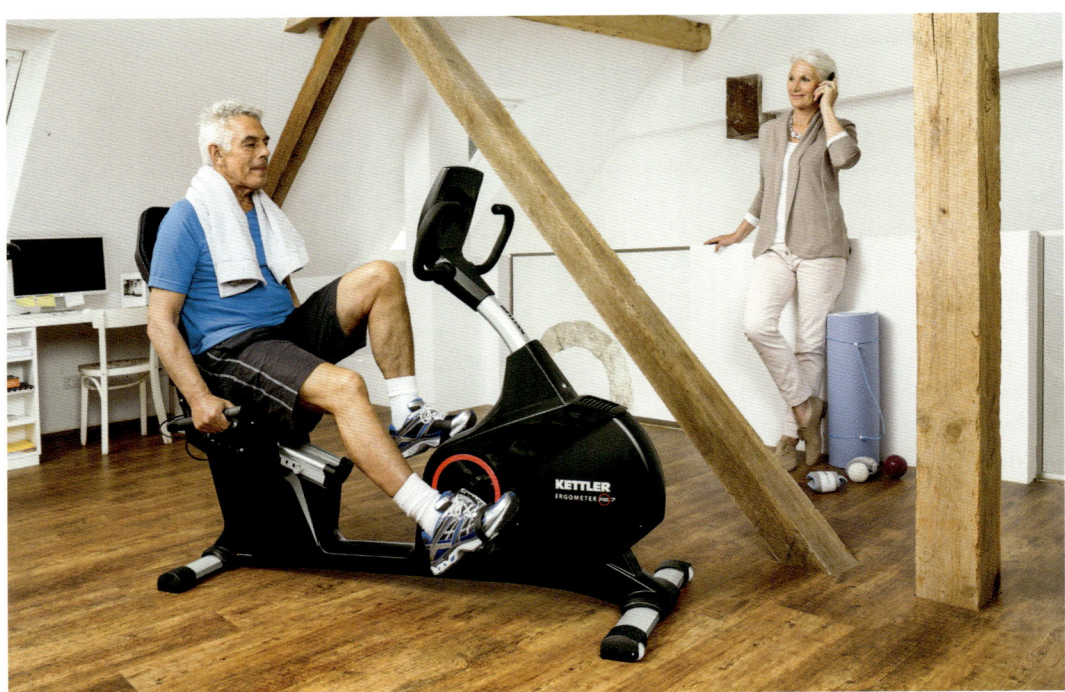

Ältere Menschen profitieren besonders vom Ergometertraining

ein Modellprojekt zum Thema »Richtig fit ab 50« begonnen hat. Die Tipps gehen auf den Heidelberger Gerontologen Prof. Dr. Andreas Kruse zurück.

> **TIPP**
>
> Für Fitness ist es nie zu spät! Viele Fünfzig- bis Sechzigjährige, die sich genügend Zeit für ein regelmäßiges Training nehmen, sind fitter als Jüngere und legen durch das Training einen Grundstein für ein gesundes Alter. Auch Siebzig-und Achtzigjährige können im hohen Alter noch Muskeln aufbauen!

Zahlreiche Studien belegen: Sogar in hohem Alter lohnt es sich, die Fitness zu verbessern. Nur durch körperliche Aktivität kann man dem biologischen Alterungsprozess Einhalt gebieten. Das haben Mediziner und Sportwissenschaftler des »Human Nutrition Research Center on Aging« an der Tufts University Boston durch eine Vielzahl von Untersuchungen bestätigt. Bereits nach vier Monaten moderaten Fitnesstrainings verändern sich die Biomarker (Indikatoren für Umweltbelastungen oder Krankheiten) wesentlich. Selbst in hohem Alter zeigen sich noch Trainingseffekte, wie eine Studie von Maria Fiatarone an zehn Frauen und Männern zwischen 87 und 96 Jahren in einem Krankenhaus zeigte. Bereits nach acht Wochen leichten Gewichttrainings wuchs die Muskelmasse an den Oberschenkeln um zehn Prozent, wodurch die Greise kräftiger und trittsicherer wurden. Als Minimalforderung gelten nach diesen Forschern 30 Minuten moderates Bewegungstraining pro Tag. Das ist ein Pensum, das allerdings nur etwa 10 bis 20 Prozent der Bundesbürger erreichen.

Vielleicht auch deswegen, weil man bei Bewegungstraining oft nur an »draußen« denkt – wobei es viele Einschränkungen gibt wie Kälte, Hitze, Ozon, frühes Dunkelwerden, Mangel an Möglichkeiten, Verletzungsgefahr usw. – und übersieht, dass das Home-Fitness-Training in den eigenen vier Wänden eine hervorragende Alternative bietet.

Nur wer richtig anfängt, bleibt am Ball

Immer wieder sind leicht frustrierte Äußerungen zu hören, wenn jemand voller guter Vorsätze ein Fitnesstraining in Angriff genommen hat, dann aber scheitert. Vielleicht erkennen Sie sich ja in einem dieser oder in ähnlichen Sätzen wieder:

- »Sport ist nichts für mich, ich bin einfach kein Sport-Typ!«
- »Ich habe immer wieder mit Fitnesstraining angefangen, aber leider nie durchgehalten!«
- »Ich wollte durch Fitnesstraining schlank werden, habe aber auch nach mehreren Wochen kein einziges Pfund verloren und es dann aufgegeben.«
- »Obwohl ich eisern trainiert habe, kam ich nicht weiter und mache deshalb jetzt gar nichts mehr.«
- »Fitnesstraining macht mir einfach keinen Spaß und ist mir außerdem zu zeitaufwendig!«
- »Ich war schon immer bewegungsfaul und schaffe es einfach nicht, meinen ›inneren Schweinehund‹ zu überwinden!«

Gute Vorsätze allein reichen nicht aus, um langfristig erfolgreich zu trainieren. Sie benötigen das richtige Know-how, um bei der Stange bleiben zu können. Viele Menschen glauben jedoch, Sport sei nicht nur die schönste Nebensache der Welt, sondern auch die einfachste. Sie meinen von früher, aus der Schule her, vom Sportverein oder aus dem Fernsehen schon genug zu wissen. Auf die Plätze, fertig, los ... Wer so loslegt, ist wahrscheinlich bald enttäuscht und gibt seine Aktivitäten ganz auf.

> **TIPP**
>
> Im Fitnesstraining kommt es neben dem richtigen Maß entscheidend auf die richtige Mischung bzw. Wahl der Fitnesssportart an. Einseitigkeiten sind falsch und unter Umständen sogar gefährlich.

Damit es Ihnen nicht so geht, sollten Sie die nachfolgenden Tipps beachten:

Gehen Sie zum Gesundheits-Checkup

Machen Sie, vor allem wenn Sie älter als 35 sind, zu Beginn Ihres Fitnesstrainings und dann alle zwei Jahre einen Gesundheits-Checkup beim Sportarzt oder Internisten. Dieser umfasst eine allgemeine Untersuchung, eine Herz-Kreislauf-Prüfung und einen Befund über Ihre Sporttauglichkeit. Danach wissen Sie, was Ihre Belastungsgrenzen sind und ob Sie bei Ihrem Fitnesstraining eventuell orthopädische Einschränkungen beachten müssen.

Den meisten Menschen wird der Arzt sagen: »Sie sind zwar nicht krank, aber Ihre Wattleistungen am Belastungsergometer lassen zu wünschen übrig, Ihre Blutdruck- und Cholesterinwerte liegen im oberen Grenzbereich und Ihr Gewicht ist zu hoch. Sie sollten deshalb unbedingt Ihren Lebensstil ändern, sonst müssten Sie mit Medikamenten behandelt werden.«

Ein guter Arzt würde aber hinzufügen: »Sie sollten unbedingt ein regelmäßiges Fitness- und Bewegungstraining aufnehmen und auf eine vernünftige Ernährung achten.« Eine solche ärztliche Auskunft sollte für jeden Anlass sein, sich umgehend einen Heimtrainer zuzulegen, um schon morgen mit dem Sport zu beginnen und – ganz wichtig – regelmäßig zu trainieren.

Definieren Sie Ihre individuellen Trainingsziele

Legen Sie nicht einfach los, sondern überlegen Sie sich die Trainingsziele, die Sie mit dem Heimtrainer erreichen wollen. Herztraining, Fatburning, Problemzonentraining, Muskeltraining, Ausdauerfitness oder ein ausgewogenes Ganzkörpertraining? Die Kapitel »Home-Fitness-Training und Ernährung« (S. 46ff.) sowie »Home-Fitness-Geräte auf dem Prüfstand«

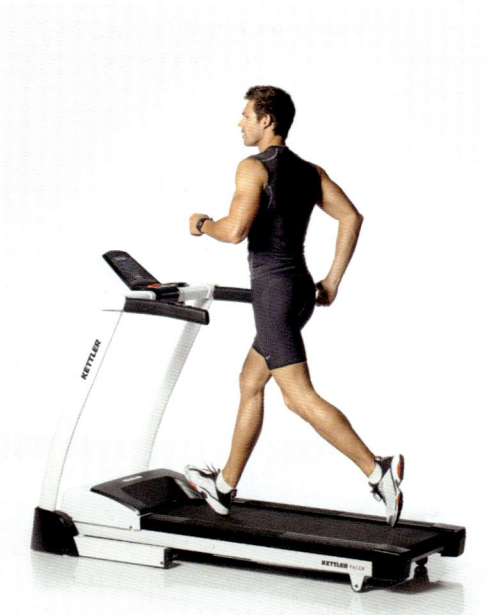

Laufbandtraining: ideal für den Ausdauertyp

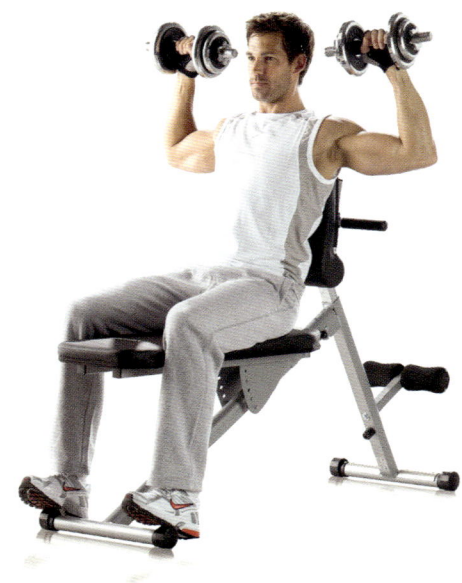

Krafttraining auf der Trainingsbank

(S. 64f.) helfen Ihnen bei der Auswahl. Zu einem ausgewogenen Fitnesstraining gehören aber auch Entspannungsphasen. Beachten Sie dazu das Kapitel »Home-Fitness-Training und Entspannung« (S. 54ff.). Wichtig ist auch, ob Sie Ihr regelmäßiges Fitnesstraining ausschließlich mit einem Heimtrainer durchführen oder ob das Heimtraining als Ergänzung und/oder Abwechslung zu Ihrem Outdoor-Training dienen soll!

Wer sich ausschließlich auf einem Heimtrainer fit halten will, sollte zu einem Ganzkörpergerät greifen. Wer joggt oder walkt, kann entweder seine geliebte Sportart auf dem Laufband fortsetzen, als Ausgleich und Abwechslung auf eine andere Bewegungsart, etwa ein Fahrradergometer, umsteigen oder im Heimtraining die Muskeln stärken, die bei den meisten Ausdauersportarten in der Regel eher vernachlässigt werden.

Werden Sie sich über den eigenen Sport- und Bewegungstyp klar!

Bevor Sie sich auf eine Sportart stürzen, sollten Sie sich überlegen, welcher Sport-Typ Sie sind. Aus der Sportwissenschaft ist bekannt, dass es je nach der Struktur der Muskelfasern sogenannte Ausdauer- oder Krafttypen gibt. Die langsamen Muskelfasern sind eher für die Ausdauer und die schnellen mehr für die Kraft. Das ist weitgehend angeboren. Finden Sie deshalb heraus, was Ihnen mehr liegt, Ausdauersport oder kräftigender Sport.

Es ist zwar sinnvoll, eine möglichst ausgewogene Fitness mit entsprechenden Anteilen von Ausdauer, Kraft und Beweglichkeit anzustreben, was wir als »Balanced Fitness« bezeichnen. Sie sollten aber die Sportart und den Heimtrainer wählen, der schwerpunktmäßig Ihrem Sport-Typ entspricht, denn nur dann macht Ihnen das Training Spaß und Sie bleiben auch längerfristig dabei.
Ein Ausdauertyp wird deshalb ein Laufband oder Fahrradergometer bevorzugen und daneben noch

ein Hanteltraining machen, während der Kraft-Typ ein Muskeltrainingsgerät wählt und sich zusätzlich in einer Ausdauersportart fit hält.

Welche Ausdauer- und Kraftgeräte sinnvolle Kombinationen ergeben, verrät ein Überblick auf Seite 108.

Setzen Sie sich realistische Teilziele!

Setzen Sie sich bei Ihrem Heimtraining Teilziele, die Ihrem individuellen Fitnesszustand angemessen sind. Sie trainieren dann richtig, wenn Sie sich leicht unterfordert fühlen und hinterher nicht erschöpft sind, sondern sich noch wohlfühlen. Wer sich zu viel zumutet, wird bald kapitulieren. Das gilt sowohl für das Muskel- als auch für das Ausdauertraining.

Für beide Trainingsarten ermöglichen Pulsfrequenzmessgeräte, zum Beispiel von der Firma POLAR, eine hervorragende Belastungssteuerung. Die individuell richtige Belastungsgröße – ihre Ermittlung wird in den folgenden beiden Kapiteln genauer beschrieben – hängt wesentlich von den Teilzielen des Fitnesstrainings ab.

Wenn Sie Anfänger oder Wiedereinsteiger sind, wäre es völlig unrealistisch zu erwarten, dass Sie nach zwei Wochen bereits über eine Ausdauerfähigkeit von einer halben Stunde verfügen oder dass in vier Wochen die Problemzonen verschwunden und die Pfunde nur so weggeschmolzen sind. Zu hoch angesetzte Erwartungen führen leicht zum Trainingsabbruch.

Während Sie durchaus langfristige Ziele verfolgen sollten – etwa fünf Kilo weniger Gewicht, eine halbe Stunde müheloses Ausdauertraining oder 20 Wiederholungen bestimmter Muskelübungen –, halten Sie Ihr Fitnesstraining nur durch, wenn Sie sich erreichbare, realistische Teilziele setzen, etwa in einem Monat zwei Pfund weniger oder eine Ausdauerfähigkeit von 15 Minuten. Haben Sie diese persönlichen Teilziele erreicht, dann sollten Sie sich durchaus eine besondere Belohnung gönnen.

Reservieren Sie sich für Ihre Home Fitness feste Zeiten!

Nehmen Sie Ihren Terminplaner zur Hand und überlegen sich genau, wann Sie sich feste Zeiten für Ihr Fitnesstraining reservieren können und wollen. Gerade das Heimtraining macht Sie flexibel und unabhängig von äußeren Faktoren wie Sportstätte, Jahreszeit, Klima, Wetter etc. Diese Flexibilität bedeutet jedoch nicht, dass Sie nur nach Lust und Laune trainieren sollten. Ohne eine Zeitplanung würde der Sport ausfallen, sobald Sie zu wenig Zeit haben oder zu schlapp sind. Regelmäßigkeit ist jedoch das A und O eines erfolgreichen Fitnesstrainings.

Sie können z. B. festlegen: Jeden Dienstag und Donnerstag gleich nach dem Heimkommen aus dem Büro oder Betrieb ist eine Dreiviertelstunde für das Fitnesstraining zu Hause reserviert. Oder: Morgens nach dem Aufstehen gehören 20 Minuten dem regelmäßigen Bewegungstraining. Dabei sind tägliche 20 Minuten ebenso wirksam wie zweimal 45 Minuten während der Woche und dazu ein Wochenendtraining.

Egal, wie Sie es von Ihren Möglichkeiten her gestalten, wichtig ist nur, dass Sie sich feste Fitnesstermine setzen, die Sie ebenso gewissenhaft einhalten wie Besprechungen im Büro oder private Vorhaben. Gerade wer unter notorischem Zeitdruck steht, muss sich feste Sportzeiten reservieren, weil sonst immer etwas »dazwischen kommt« und der Sport als allererstes flachfällt, bis man vielleicht selbst eines schönen Tages flachliegt!

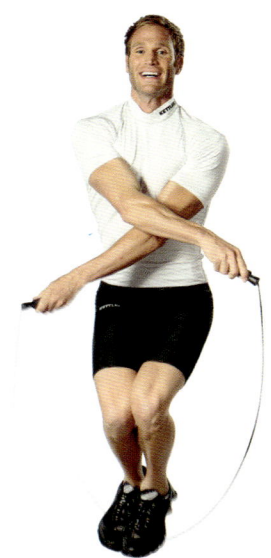

Seilspringen: ideal zum Aufwärmen

Vergessen Sie nie das Aufwärmen und Abkühlen

Aufwärmen (Warm-up) vor und Ausklang (Cooldown) nach dem Fitnesstraining werden immer wieder vergessen. Dabei ist dies kein überflüssiger Schnickschnack oder nur etwas für Leistungssportler, sondern auch im Gesundheits- und Fitnesssport wichtig und notwendig. Es ist zwar verständlich, dass man gleich mit dem Sport beginnen möchte, aber dennoch falsch.

Die ersten drei bis fünf Minuten des Fitnesstrainings gehören dem Aufwärmen: Durch Gehen oder leichtes Laufen auf der Stelle wird der Kreislauf in Schwung gebracht, durch sanfte Lockerung und dosierte Bewegung der Gelenke wird die Gelenkschmiere dünnflüssiger gemacht und auf Arbeitstemperatur eingestellt; durch gezielte Stretching-Übungen werden Muskeln, Sehnen und Bänder aufgewärmt und auf den Sport vorbereitet.

Der Trainingsstart sollte nie mit voller Kraft, sondern langsam und mit gemächlichen Leistungssteigerungen erfolgen. So kann auch ein Muskelkater

TIPP

Während des Tages gibt es zwei Höhepunkte der Leistungsbereitschaft. Der erste liegt vormittags zwischen 8 und 11 Uhr und der zweite zwischen 17 und 20 Uhr am frühen Abend. Die Tiefpunkte hingegen hat unser Organismus nachmittags um 15 Uhr und nachts um 3 Uhr.

vermieden werden, der häufig dann auftritt, wenn ungewohnte Belastungen zu intensiv durchgeführt werden. Das Aufwärmen ist auch als psychische Einstimmung auf das Bewegungstraining durch nichts zu ersetzen. Ein unzureichendes Warm-up ist eine der Hauptursachen von Sportverletzungen auch im Gesundheits- und Fitnesssport.

Das Gleiche gilt für den Ausklang bzw. das Cool-down nach dem Sport. Stoppen Sie nicht einfach und steigen Sie vom Fahrradergometer, Ellipsentrainer oder Laufband ab, sondern lassen Sie das Training allmählich mit verringerter Belastung ausklingen. Danach sollten Sie unbedingt diejenigen Muskelgruppen durch Stretching dehnen, die hauptsächlich belastet wurden. Das wird oft vergessen, ist aber äußerst wichtig, um Schlackenstoffe abzubauen, Muskelverhärtungen vorzubeugen und um zu entspannen. Erst nach dieser Ausklang- und Beruhigungsphase von mindestens fünf bis acht Minuten, die neben dem Entspannen auch dem Ausschwitzen dient, geht es unter die wohlverdiente Dusche.

Achten Sie auf die richtige Sportausrüstung!
Bequeme, atmungsaktive Sportkleidung und die richtige Umgebung sind keine Nebensächlichkeiten, sondern wichtige Voraussetzungen, damit Sie Spaß und Freude am Fitnesstraining gewinnen und langfristig durchhalten.
Bei der Wahl der Sportbekleidung sollten Bequemlichkeit und Funktionalität an erster Stelle stehen. In der Vergangenheit galt Baumwolle als der abso-

lute Favorit für Trainingsbekleidung. Dieses natürliche Material saugt den Schweiß zwar auf, gibt die Feuchtigkeit aber nur sehr langsam wieder ab, so dass Verdunstungskälte entsteht. Dadurch verursacht der durchgeschwitzte Stoff direkt am Körper eine Unterkühlung. Heutzutage werden deshalb neue funktionale Materialien bevorzugt. Sie sind leicht, liegen eng am Körper an und speichern die Feuchtigkeit nicht, sondern holen sie von der Haut weg und geben sie weiter nach außen ab. Man bezeichnet dies auch als »atmungsaktiv«. Darüber hinaus verhindern die flachen Nähte solcher Materialien ein Scheuern auf der Haut.

Passgenaues funktionsgerechtes Schuhwerk hat auch beim Training zu Hause einen hohen Stellenwert. Welche technologischen Kriterien dabei wichtig sind, hängt von der Art der Bewegung ab. Während der Läufer auf Dämpfung und Stabilität achtet, sind für den Radfahrer wieder andere Kriterien ausschlaggebend.

Wählen Sie für Ihr Home-Fitness-Training in jedem Falle einen bequemen, stabilen und relativ rutschfesten Schuh. Für Läufer bieten gute Sportfachgeschäfte häufig den Service einer Laufschuhanalyse an. Diese gibt Aufschluss darüber, wie der Fuß während des Trainings belastet wird und ob besondere Stützelemente oder Einlagen erforderlich sind. Vor allem beim Erstkauf ist eine solche Laufschuhanalyse unbedingt zu empfehlen. Nutzen Sie das Know-how professioneller Sportfachverkäufer und lassen Sie sich beraten. Probieren Sie die Produkte an, bevor Sie sich zum Kauf entscheiden. Nur so können Sie eine mögliche Fehlinvestition vermeiden.

TIPP

Ein passendes Sportoutfit erhöht nicht nur das seelische Wohlgefühl, sondern schützt auch vor unnötigen Verletzungen.

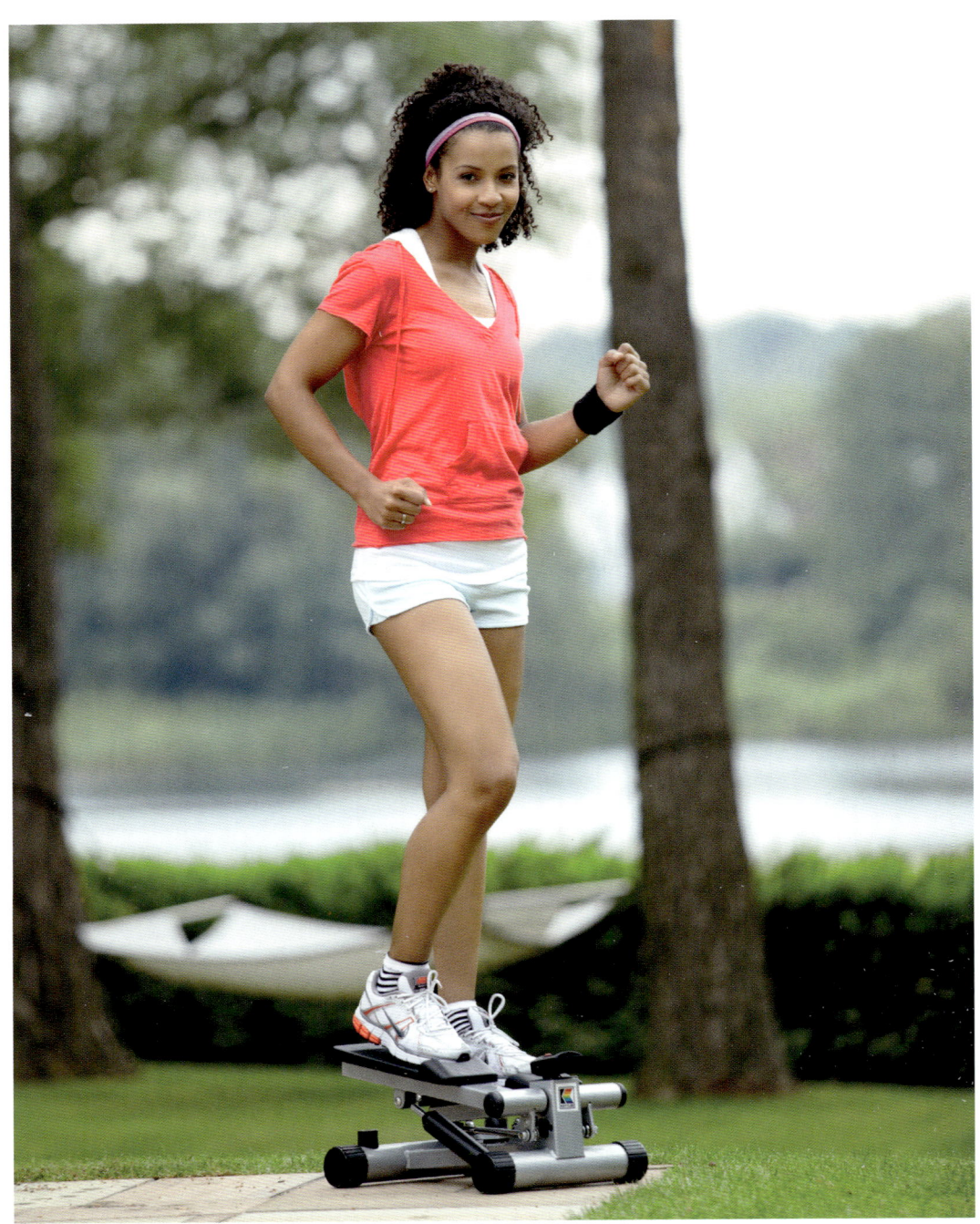

In einer solchen Umgebung macht das Training Laune

TIPP

Stellen Sie Ihr Fitnessgerät an einen freundlichen Platz und trainieren Sie in einer ansprechenden Umgebung. Die Abstellkammer ist für Ihren Staubsauger gedacht, jedoch nicht für Ihr Training!

Achten Sie auf eine geeignete Umgebung!

Auch im Hinblick auf die Umgebung und das Ambiente Ihres Homefitness-Trainings gilt: Sie sollten angemessen sein, und Sie sollten sich darin wohlfühlen. Das Fitnesstraining auf einem Heimtrainer in einem lichtdurchfluteten Raum macht sicherlich mehr Spaß als in einem alten, miefigen Keller.

Wenn irgendwie möglich, sollte das Fitnesstraining bei geöffnetem Fenster erfolgen. Sauerstoff gehört nun mal zum sportlichen Training wie das Atmen zum Leben. Praktisch ist es auch, wenn der Heimtrainer geschützt in einer Ecke des Balkons oder der Terrasse steht und zum Training nur hervorgeholt werden muss.

Wie Sie Ihr Trainingsambiente darüber hinaus gestalten, ob mit klassischer oder Pop-Musik im Ohr, mit Blick auf ein hübsches Gemälde oder in den blühenden Garten, bei unterhaltender Radiomusik oder vor dem Fernseher mit den Bundesligaspielen, ist eigentlich egal. Dennoch eine kleine Empfehlung: Trainieren Sie ab und zu auch mal ohne jede äußere Ablenkung oder Stimulation, so dass Sie sich nur auf den Trainingsvorgang konzentrieren, Ihre Körperfunktionen wahrnehmen und den Bewegungsablauf spüren und genießen. Denn Leben ist Bewegung und Bewegung ist Leben. Hauptsache aber ist, das Training macht Ihnen Spaß, so dass Sie dabei bleiben und weitermachen. Ein Leben lang!

»ALLE TEILE DES KÖRPERS, DIE ZU EINER FUNKTION BESTIMMT SIND, BLEIBEN GESUND – UND FIT, WÜRDEN WIR HEUTE HINZUFÜGEN –, WACHSEN UND HABEN EIN GUTES ALTER, WENN SIE MIT MASS GEBRAUCHT WERDEN UND IN DEN ARBEITEN, AN DIE JEDER TEIL GEWÖHNT IST, GEÜBT WERDEN. WENN MAN SIE ABER NICHT BRAUCHT, NEIGEN SIE EHER ZU KRANKHEITEN, NEHMEN NICHT ZU UND ALTERN VORZEITIG.«

HIPPOKRATES (460-370 V. CHR.)

AUSDAUERTRAINING: DAS HERZSTÜCK IHRES HOME-FITNESS-TRAININGS

Der erste Schritt im Kampf gegen Zivilisationskrankheiten wie Herzinfarkt, Schlaganfall, Bluthochdruck, Diabetes, Übergewicht und Problemzonen besteht in der Aufnahme eines konsequenten Ausdauertrainings. Das zeigen die Erkenntnisse der Sportwissenschaft. Damit Ihnen das Training aber auch optimal nutzen kann, sind bestimmte Regeln zu beachten. Ausdauertraining, das mit dem nötigen Know-how, mit Freude und Regelmäßigkeit ausgeführt wird, ist ein echtes Wundermittel. In diesem Kapitel finden Sie alles, was Sie darüber wissen müssen – von der Belastungsintensität bis zum Cool-down.

Sportmedizinische Wirkungen des Ausdauertrainings

Sicherlich sind Ihnen einige der Hauptwirkungen eines Ausdauertrainings bereits bekannt, aber vielleicht werden Sie von den vielen »erwünschten Nebenwirkungen« überrascht sein. Ausdauertraining ist nämlich nicht nur für Herz und Kreislauf wichtig, sondern bietet eine Fülle weiterer positiver Effekte. So werden beispielsweise die an der Bewegung beteiligten Skelettmuskeln gestärkt.

Die allgemeine Ausdauer entscheidet

Ganz allgemein lässt sich sagen: Ausdauer hat, wer eine körperliche Tätigkeit über einen Zeitraum von mehr als zehn Minuten durchhalten kann. Dabei gibt es naturgemäß große Unterschiede zwischen der Ausdauer eines 400-m-Läufers und der eines Triathleten. Um die Home Fitness zu verbessern, ist die allgemeine Ausdauer entscheidend. Diese wird trainiert, wenn mindestens ca. 17 Prozent der Skelettmuskulatur über einen möglichst langen Zeitraum

bewegt werden. 17 Prozent der Skelettmuskulatur, das ist bereits ein Bein mit seiner gesamten Muskulatur. Auf dem Fahrradergometer werden durch die Beanspruchung beider Beine demnach schon knapp 40 Prozent der gesamten Muskulatur bewegt.

Für viele Outdoor-Sport- und Bewegungsformen gibt es mittlerweile alternative Trainingsgeräte für den Indoor-Bereich. Um das richtige Trainingsgerät auszuwählen, sollten Sie zunächst über Ihre Trainingsziele Klarheit gewinnen.

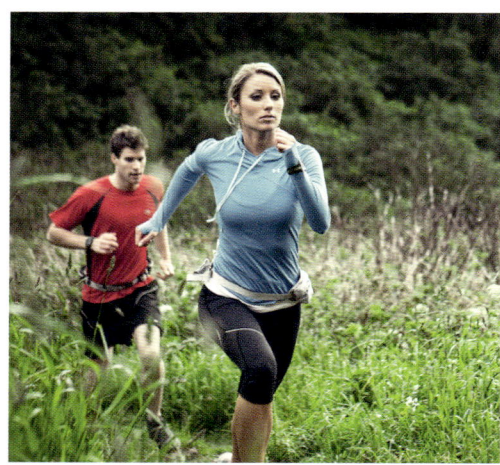

INFO

Der Haupteffekt von Ausdauertraining ist die Stärkung des Herzmuskels. Als zusätzliche Wirkung werden auch die an der Bewegung beteiligten Skelettmuskeln mit der Zeit kräftiger. Beim Krafttraining ist es umgekehrt, hier wird das Herz »nur« nebenbei gestärkt.

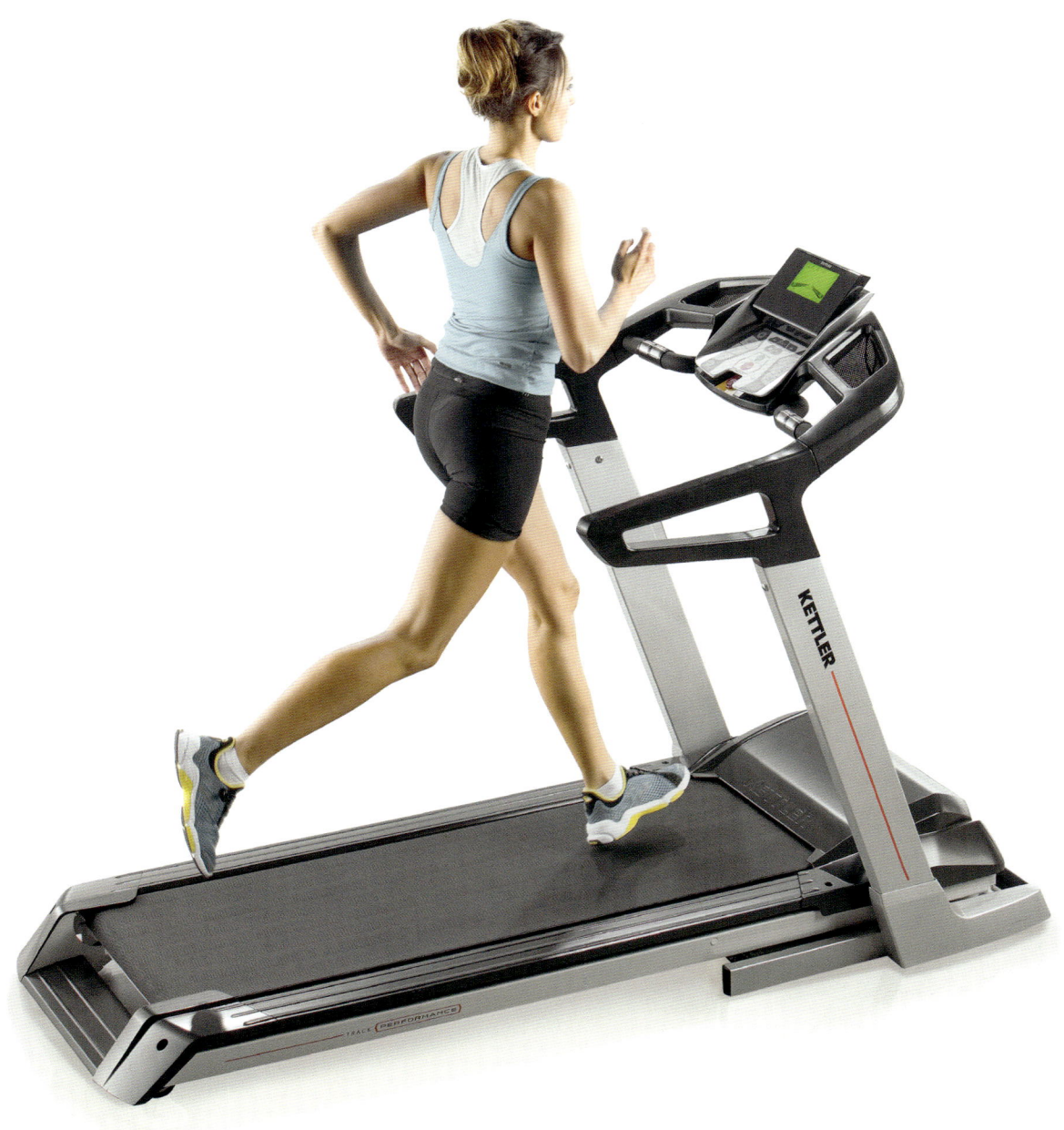

Sportmedizinische Wirkungen des Ausdauertrainings

- Senkung des Arteriosklerose-Risikos
- Verringerung des Herzinfarkt-Risikos
- Verbesserung der Hirndurchblutung und geistigen Kapazität
- Verringerung des Schlaganfall-Risikos
- Senkung eines zu hohen Blutdrucks
- Stärkung der Insulin-Empfindlichkeit
- Risiko, an Diabetes mellitus II zu erkranken, wird gesenkt
- Verbesserung der Kapillarisierung, bessere Durchblutung
- Erhöhung des HDL-Cholesterin (sog. »gutes« Cholesterin)
- Verringerung des Krampfader-Risikos
- Senkung des LDL-Cholesterin (sog. »schlechtes« Cholesterin)
- Verbesserung eines zu niedrigen Blutdrucks
- Erhöhung der Regenerationsfähigkeit nach sportlichen Belastungen
- Senkung des Ruhepulses
- Verbesserung der Sauerstoffversorgung des Herzmuskels
- Risiko einer Darmkrebserkrankung wird verringert
- Risiko, an Demenz zu erkranken, wird gesenkt
- Stressabbau, Reduktion der Ausschüttung von Stresshormonen
- Stärkung des Selbstbewusstseins
- Abbau von Übergewicht und Körperfett
- Angst und Depressionen werden verringert
- Allgemeines Wohlbefinden und Lebensqualität steigen
- Lebenserwartung wird erhöht

Die drei goldenen Trainingsregeln: Häufigkeit, Dauer und Intensität

Mit allen Kardiogeräten kann die allgemeine Ausdauer optimal verbessert werden. Ihr primärer Zweck, das Herztraining, steckt schon in ihrem Namen. Dabei ist die Bandbreite der Klassiker groß: Laufband, Fahrradergometer, Bike, Crosstrainer, Rudergerät. Wer gesundheitlich nicht eingeschränkt ist, etwa durch Rückenprobleme, sollte verschiedene Geräte ausprobieren. Wichtig dabei ist das Handling, wie

Sie also mit dem Gerät zurechtkommen, ob Ihnen der Bewegungsablauf zusagt und vor allem, ob Sie Spaß beim Üben und Trainieren haben. Detaillierte und hilfreiche Informationen zur Wahl des richtigen Geräts finden Sie auf den Seiten 64 bis 97.

> **TIPP**
> Häufigkeit, Dauer und Intensität müssen richtig dosiert werden.

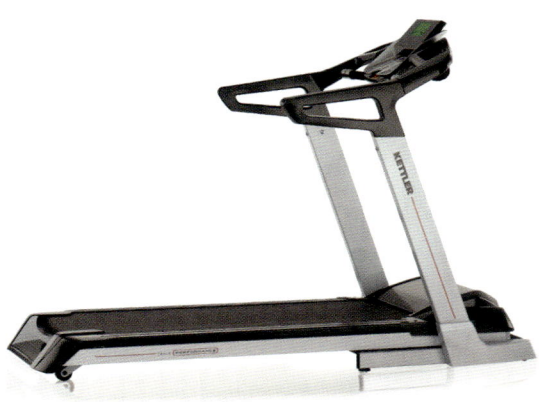

Laufband Track Performance

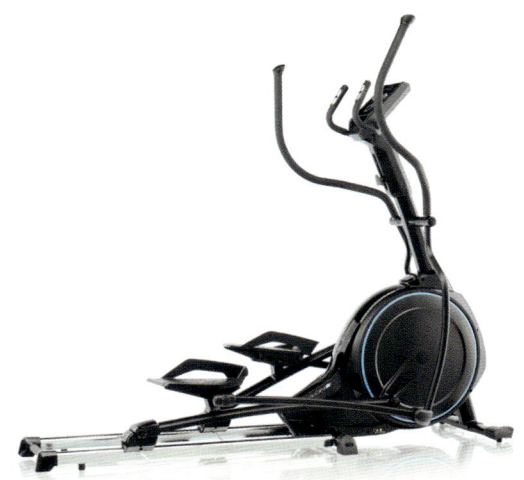

Crosstrainer Skylon S

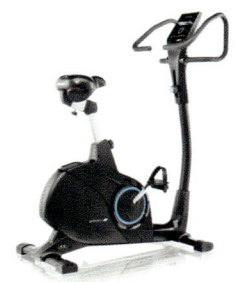

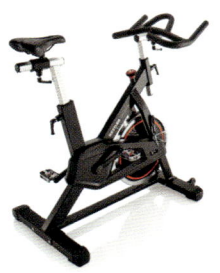

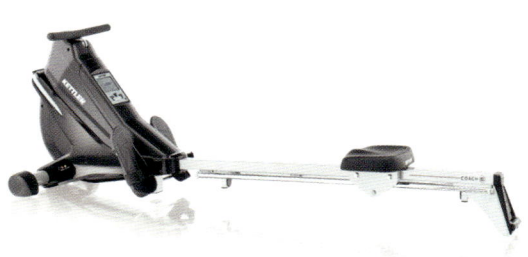

Ergometer Ergo S   **Speedbike Speed 5**   **Rudergerät Coach E**

Das Ausdauertraining sollte richtig bemessen werden. Das allein ist entscheidend für seinen Erfolg. Vier Kriterien sind dabei ausschlaggebend: Die sportlichen Bewegungen sollten häufig, dauerhaft und intensiv sein und – Spaß machen. Für einen permanenten Trainingserfolg sollten Sie Ihre Belastung in dieser Reihenfolge steigern.

Trainieren Sie
• zuerst häufiger
• dann länger
• und schließlich intensiver.

Wie oft trainieren?

Die Häufigkeit des Trainings richtet sich danach, ob Ihr Ziel Gesundheit oder Fitness ist, nach Ihrer Kondition und nach der Dauer und Intensität der einzelnen Trainingseinheiten. Auf dem Laufband walken oder joggen sollten Sie zum Beispiel mindestens zweimal pro Woche. Nur einmal in der Woche zu trainieren hat nur eine minimale Wirkung, Ihre Ausdauer wird kaum gesteigert, es ist im Grunde nur ein Erhaltungstraining (Minimum). Das andere Extrem ist das tägliche Training ohne einen Pausentag. Täglich zu trainieren ist in erster Linie etwas zur Herzinfarkt-Prävention oder auch für fitnessorientierte Heimsportler (Maximum). Für den normalen Gesundheitssportler, der seine Gesundheit und Fitness auf ein optimales Maß bringen will, empfehlen wir ein dreimaliges wöchentliches Training mit jeweils einem Pausentag dazwischen. Das reicht aus, wie auch wissenschaftliche Untersuchungen zeigen.

Eine wichtige Rolle beim Training spielt auch, wie lang und intensiv die einzelne Trainingseinheit ist. Wenn Sie öfter als dreimal pro Woche Ausdauersport betreiben, ist zum Beispiel bei einer Laufbelastung wie dem Joggen die Beanspruchung der Knorpel, Bänder und Sehnen für Neueinsteiger recht groß. Auf dem Rad- und Ruderergometer, dem Stepper und Climber hingegen lässt sich ein gelenkschonendes Training (Low-/Non-Impact Training) durchaus täglich durchführen, natürlich mit entsprechend angepasster Intensität und Dauer.

Wie lange trainieren?

Die jeweilige Dauer des Ausdauertrainings hängt eng zusammen mit der Trainingsintensität. Es gelten dabei zwei Grundregeln:
• Je intensiver eine Belastung ist, umso kürzer sollte sie sein.
• Je länger eine Belastung ist, desto schonender sollte sie sein.

Gesundheitssportler, die Herz und Kreislauf trainieren und Fett abbauen wollen, sollten sich insgesamt weniger belasten, da eine zu intensive Belastung auf Dauer auch gesundheitsschädlich sein kann. Besonders während der ersten Trainingsmonate lautet eine wichtige Maxime: Besser unterfordern als überfordern. Mit der richtigen Intensität gekoppelt ergibt sich für die Dauer des Ausdauertrainings ein optimaler Zeitraum von 30 – 45 Minuten. Für Neu- und Wiedereinsteiger sind 30 Minuten konstante Belastung allerdings oft schon sehr viel. Für fitte und regelmäßig übende Heimsportler ist ein dreimaliges Training pro Woche mit einer Dauer von 30 – 45 Minuten ein gutes Maß, das auch auf 45 – 60 Minuten ausgedehnt werden kann.

Wie intensiv trainieren?

Lediglich im Rahmen eines Erholungstrainings kann man es ganz gemächlich angehen lassen. Ansonsten geht es auch beim Fitness- und Gesundheitstraining nicht ganz ohne Anstrengung. Wer positive gesundheitliche Wirkungen für seinen Organismus erreichen möchte, muss sich nämlich über eine bestimmte

TIPP

Belastung und Erholung stehen in sehr engem Zusammenhang, so dass nach mittelschweren Belastungen immer ein Tag Pause folgen sollte. Nur so kann die Leistungsfähigkeit kontinuierlich zunehmen und »superkompensieren«, wie es in der Fachsprache heißt.

Reizschwelle hinaus belasten. Alltägliche Arbeiten im Haushalt, Garten usw. fordern normalerweise etwa 20–30 Prozent unserer maximalen körperlichen Leistungsfähigkeit und liegen damit meist unter der sogenannten wirksamen Reizschwelle für körperliche Verbesserungen. Je nachdem, welches Trainingsziel Sie haben, sollten Sie bei den Übungen unterschiedliche Anforderungen der körperlichen Belastungsfähigkeit einhalten. Die Belastung beim Ausdauertraining wird in Prozent der maximalen Herzfrequenz gemessen, beim Krafttraining oft in Prozent der Maximalkraft. Die sportliche Leistung sollte bei der Ausdauer immer über 50 Prozent der maximalen Herzfrequenz, im Muskeltraining über 30 Prozent der Maximalkraft liegen.

INFO
Die körperliche Widerstandsfähigkeit kann durch ein zu anstrengendes Training herabgesetzt werden. Folge: Die Infektanfälligkeit steigt an, Krankheitserreger haben leichtes Spiel.

Die Herzfrequenz - Gradmesser Ihrer Belastungsintensität

Das objektive Maß für die richtige Belastung beim Ausdauertraining ist die Herzfrequenz. Man versteht darunter die Zahl der Herzschläge pro Minute. Da Herz- und Pulsfrequenz beim gesunden Menschen praktisch gleich sind, wird die Zahl der Pulsschläge als Maß für die Herzfrequenz verwendet. Herzfrequenz und Puls werden synonym benutzt. Drei Pulsarten sind für die richtige Belastung beim Ausdauertraining wichtig: der Ruhepuls, der Maximalpuls und der Trainingspuls.

Der Ruhepuls
Ausdauersportler verfügen in der Regel über einen relativ niedrigen Ruhepuls (RP). Zum Beispiel haben

Berufsradrennfahrer nicht selten einen Ruheherzschlag von nur 30 Schlägen oder sogar weniger pro Minute.

Ihren Ruhepuls messen Sie am besten noch vor dem Aufstehen im Bett. Legen Sie dazu zwei Fingerkuppen an die Halsschlagader und zählen Sie 60 Sekunden lang die Pulsschläge. Dieser Ruhepuls liegt in der Regel um einiges höher als der Normalpuls während des Tages.

Frauen haben aufgrund ihres im Vergleich zu Männern etwas kleineren Herzens eine um etwa fünf Prozent höhere Herzfrequenz. Gelegentlich findet man auch eine angeborene Hochpulslage. In diesem Fall ist ein Arztbesuch vor Aufnahme des Trainings erforderlich. In den allermeisten Fällen ist jedoch eine schlechte Kondition aufgrund mangelnder Bewegung der Grund für einen erhöhten Ruhepuls.

Einfluss auf das Pulsverhalten können – neben der Anlage und einem stressigen Leben – auch eine koronare Herzerkrankung und die Einnahme von Beta-Blockern nehmen. All diese Faktoren führen zu einer Veränderung bzw. negativen Herzfrequenz. Trainiert werden darf dann nur nach ärztlicher Absprache. Leistungssportler führen keine sportlichen Belastungen aus oder reduzieren deren Intensität stark, wenn ihr Ruhepuls unerwartet hoch ansteigt. So sollten auch Sie verfahren. Bedenken Sie, dass ein sportliches Training den Körper zunächst immer belastet.

INFO
Für das Krafttraining beträgt die sogenannte wirksame Reizschwelle ca. 30 % der maximalen Leistungsfähigkeit, für das Ausdauertraining etwa 50 % der maximalen Herzfrequenz.

Belastungspulsfrequenz

Ruhepulsfrequenz pro Minute	Lebensalter in Jahren Belastungspulsfrequenz pro Minute					
	unter 30	30–39	40–49	50–59	60–70	über 70
unter 50	140	140	135	130	125	120
50–59	140	140	135	130	125	120
60–69	145	145	140	135	130	125
70–79	145	145	140	135	130	125
80–89	150	145	140	135	130	125
90–100	150	150	145	140	135	130
über 100	155	150	145	145	140	130

Der Maximalpuls bzw. die maximale Herzfrequenz

Die maximale Herzfrequenz (HFmax) bezeichnet die maximal erreichbare Herzschlagzahl, deren Höhe vom Alter, Trainingszustand und der Art der Belastung abhängt. Praktisch austesten sollten Sie als Anfänger die maximale Herzfrequenz, wenn überhaupt, nur unter ärztlicher Aufsicht. Sie können aber für Ihr Training gut auf die im Folgenden genannten Erfahrungswerte zurückgreifen. Danach zeigten zahlreiche sportwissenschaftliche Untersuchungen, dass mithilfe der Rechnung 220 (Frauen 226) minus Lebensalter (= LA) die maximale Herzfrequenz für das Fahrradergometer bestimmt werden kann. Diese Formel lässt sich für das Training auf den meisten Ausdauergeräten verwenden. Neueren Studien zufolge ist für Frauen und Männer über 40 die folgende Formel für die Ermittlung der maximalen Herzfrequenz besonders gut geeignet:

208 − (LA x 0,7) = HFmax

Für einen 60-Jährigen gilt also:

Schritt I: 60 x 0,7 = 42

Schritt II: 208 − 42 = 166

> ### TIPP
> Auf den Trainingscomputern der Heimtrainer wird die nach außen sichtbare Belastungshöhe angezeigt, etwa als Laufgeschwindigkeit in km/h oder als Wattangabe. Viel wichtiger als diese nach außen sichtbare Belastungshöhe ist jedoch deren Auswirkung auf den Organismus, die innere Belastung. Sie variiert von Person zu Person.

Der Trainingspuls bzw. die Trainingsherzfrequenz

Der Maximalpuls darf nicht mit dem Trainingspuls bzw. der Trainingspulsherzfrequenz (THF) verwechselt werden! Der Trainingspuls wird häufig in Prozentsätzen vom Maximalpuls bestimmt. Leistungssportler müssen ihre Pulsbereiche sehr genau festlegen. Für Heimsportler aber reicht es zur Festlegung des Trainingspulses aus, wenn sie ihren Ruhe- und Maximalpuls kennen und den Trainingspuls mit Hilfe einer der folgenden Formeln ermitteln. Ganz Ungeduldige können auch die Tabelle »Belastungspulsfrequenz« auf S. 32 verwenden.

- Für Trainingseinsteiger: Die einfachste Formel ist die Faustregel, die von den meisten Sportwissenschaftlern bevorzugt wird: 180 minus Lebensalter (180–LA).
  Sie gibt eine Richtlinie vor, die sich sportmedizinisch bewährt hat und anzeigt, wie hoch die Trainingsherzfrequenz (THF) für ein aerobes Ausdauertraining durchschnittlich sein sollte. Wegen ihrer sportmedizinischen Aussagekraft und Einfachheit ist diese Formel besonders für Trainingseinsteiger geeignet. Ein aerobes Training nach dieser Formel ist milde fordernd. Beispiele: Eine 65-jährige Frau sollte einen durchschnittlichen Trainingspuls von 115 (180 minus 65) haben, ein 30-jähriger Mann von 150 (180 minus 30).
- Für Trainingsfortgeschrittene: Für eine relativ intensive Trainingseinheit von 45 bis 60 Minuten können häufig trainierende Fitnesssportler, die sich oft unterfordert fühlen, auch auf folgende Richtlinie zurückgreifen:
  HFmax minus (0,45 x Ruhepuls) = durchschnittliche Trainingsherzfrequenz (THF) bzw. der Belastungspuls.
  Beispiel für einen 30-jährigen Läufer mit einem Ruhepuls von 70: 200 – (0,45 x 70) = 168.
  Es ergibt sich also immerhin eine Differenz von 18 Pulsschlägen pro Minute gegenüber der oben genannten allgemeinen Pulsformel (180–LA) für durchschnittliche Gesundheitssportler, die bei 150 Pulsschlägen liegen würde.

Mit der allgemeinen Pulsformel können Sie nichts falsch machen, während die anderen Pulsformeln eher etwas für Fortgeschrittene sind, die ihren individuellen Trainingszustand gut kennen und sich gezielt höher belasten wollen.

Eine weitere Pulsformel unter Mitberücksichtigung des Trainingszustands ist die sogenannte »Karvonen-Formel«. Sie berücksichtigt neben dem Alter auch den Ruhepuls (RP) als Kennzeichen für den momentanen Trainingszustand, um die Trainingsherzfrequenz zu ermitteln:
RP + (HFmax – RP) x Intensität% = THF

Beispiel: Eine 40-jährige Frau mit einer Maximalherzfrequenz von 186 (226 – 40) und einem Ruhepuls von 58 will mit 75-prozentiger Intensität Rad fahren: 58 + (186 – 58) x 0,75 = 154.
Der Wert nach der allgemeinen Pulsformel wäre 140.

Empfehlenswerte Trainingsbereiche im Gesundheits- und Fitnesssport

Gesundheits- und Fitnesssportler sollten generell im Bereich von 60 bis 85 Prozent der maximalen Herzfrequenz trainieren. Das ist eine gute Spannweite für ein gesundheitsorientiertes Ausdauertraining. Innerhalb dieses Bereichs verläuft die Energiebereitstellung primär aerob, also überwiegend mit Sauerstoff. Der Bereich zwischen der Reizschwelle (ca. 50 % HFmax) und der unteren Gesundheitszone (ca. 60 % HFmax) ist hervorragend für ein Er-

INFO

Allen Formeln ist gemeinsam, dass sie von einer theoretischen maximalen Herzfrequenz ausgehen (HFmax) und daraus die Intensität ableiten.

holungstraining geeignet, zum Beispiel am Abend nach einem besonders anstrengenden Tag im Büro. Diese leichte Intensität ist auf Dauer für gesundheitliche Wirkungen allerdings nicht ganz optimal. Auf der anderen Seite sollte der Trainingsbereich über 85 % HFmax nur stark Fortgeschrittenen und Leistungssportlern vorbehalten bleiben. Hier ist die Gefahr von Überlastung für Gesundheits- und Fitnesssportler größer als der mögliche Nutzen für die Gesundheit. Die Fettverbrennung ist im Bereich von ca. 70 % HFmax am effizientesten. Für ein effektives Gesundheitstraining zum Gewichts- und Fettabbau sollten Sie dabei die Intensität als »etwas anstrengend« empfinden.

Herzfrequenzkontrolle während des Trainings

Um den Herzschlag während des Trainings zu kontrollieren, ist ein Herzfrequenzmessgerät anzuraten. Besorgen Sie sich dafür eine Pulsuhr mit Brustgurt oder nutzen Sie die Möglichkeiten des Trainingscomputers Ihres Heimtrainers. Achten Sie gleichzeitig aber immer auf Ihr subjektives Körpergefühl zur jeweiligen Belastung. Ihr Gesundheits- und Fitnesstraining sollte Sie nie erschöpfen, Training bis zum Umfallen ist nicht angesagt, es kann sogar gefährlich sein (Schwindel, Ohnmacht etc.).

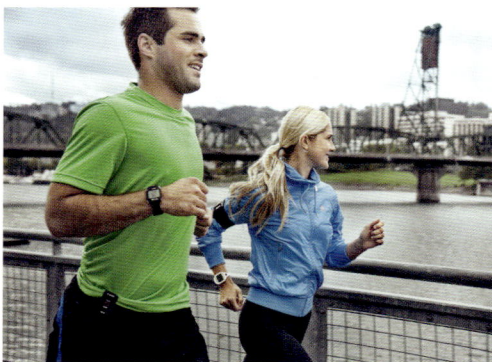

Training mit Pulsuhr

Messgeräte
Die meisten Ausdauer-Fitnessgeräte verfügen über praktische Hand-Herz-Griffe, womit sich die Höhe der Belastung jederzeit leicht kontrollieren lässt.

Die Trainingsintensität erfühlen
Mit zunehmender Praxis werden Sie bemerken, dass die Intensität immer genauer erfühlbar wird. Sehr erfahrene Sportler können ihren Puls bei Belastung im Fitnesstraining ziemlich genau einschätzen. Um Ihr subjektives Empfinden zu schulen, sollten auch Sie als Gesundheitssportler die elektronische Messung immer wieder mit Ihrer Körperwahrnehmung über die Höhe der Belastung vergleichen.

Die Atmung als Hinweis auf die richtige Trainingsintensität
Während des Trainings sollten Sie gleichmäßig durch die Nase ein- und ausatmen können. Auch

> ### TIPP
> Sinnvoll ist es, die Pulsuhr auf die individuellen Herzfrequenz-Ober- und Untergrenzen einzustellen, deren Überschreiten akustisch signalisiert wird. Ansonsten genügt es, alle paar Minuten einen kurzen Blick auf den Herzfrequenzmesser zu werfen.
> Wichtig ist, das subjektive Belastungsempfinden zu schulen: Wie hoch schätze ich meine Anstrengung jetzt ein? Vergleichen Sie dann Ihren Schätzwert mit dem Puls-Messgerät, so können Sie Ihr subjektives Empfinden schulen.
> Hat Ihr Fitnessgerät keine Möglichkeit für eine Pulsmessung, empfehlen wir ein Herzfrequenzmessgerät mit Brustgurtsender und Empfängeruhr. Nur diese messen zuverlässig genug, Ohrclips und andere Geräte funktionieren nur selten fehlerfrei. Besonders hervorzuheben sind die EKG-genauen Geräte der Firma POLAR. Sie zeichnen sich durch ihre leichte Handhabung und Messgenauigkeit aus, was auch durch Tests der »Stiftung Warentest« bestätigt wurde.

sollte eine kleine Unterhaltung möglich sein. Dann ist die Intensität aller Wahrscheinlichkeit nach richtig, und Sauerstoffverbrauch und Sauerstoffaufnahme halten sich ungefähr die Waage. Die Sportmediziner sprechen dann davon, dass Sie im gesundheitsfördernden »steady state« trainieren. Eine schnelle Hechelatmung durch den Mund deutet dagegen meist auf eine zu große Anstrengung hin.

Wir empfehlen immer, auf das subjektive Belastungsempfinden zu achten und es mittels der BORG-Skala zu erfassen, dieses aber zusätzlich mit einem Messgerät zu vergleichen, da das subjektive Anstrengungserlebnis auch täuschen kann, wenn Sie z.B. nach einem langen, stressigen Arbeitstag nicht gut drauf sind oder die vorherige Nacht kaum geschlafen haben. Schließlich ist die richtige Trainingsintensität der entscheidende Faktor überhaupt für ein optimales Fitnesstraining.

Die BORG-Skala wird verwendet, um das subjektive Belastungsempfinden objektiv auszudrücken.

6	
7	extrem leicht
8	
9	sehr leicht
10	
11	recht leicht
12	
13	etwas anstrengend
14	
15	anstrengend
16	
17	sehr anstrengend
18	
19	extrem anstrengend
20	

Die Trainingsmethoden im Ausdauersport

Für das Fitness- und Gesundheitstraining bieten sich hauptsächlich zwei Methoden an: die Dauermethode und die extensive Intervallmethode.

An den meisten Heimtrainern kann man sich für die Dauermethode ein Manuell-Programm einstellen, bei dem die Belastung immer gleichbleibend ist. Hingegen sorgt ein geländeabhängiges Programm, das nach Zufall mal ein wenig schwerer, dann mal wieder leichter wird, dafür, dass die Dauermethode zum sogenannten »Fahrtspiel« wird. Variabel kann die Dauermethode gestaltet werden, indem die Belastung für eine bestimmte Zeit ganz bewusst erhöht oder verringert wird. Ähnlich funktioniert die extensive Intervallmethode, bei der sich systematisch Abschnitte erhöhter und verringerter Schwierigkeit abwechseln, wobei sich die Wechsel in der Belastungshöhe geringfügiger voneinander unterscheiden als bei der intensiven Intervallmethode.

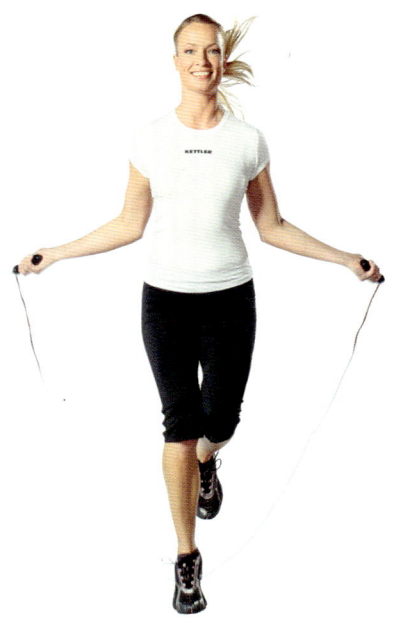

Warm-up mit Seilspringen

Unverzichtbar auch im Ausdauersport: Warm-up und Cool-down

Zu jeder Ausdauer-Trainingseinheit gehört eine Aufwärmphase (Warm-up) und eine Abwärmphase (Cool-down). Sie helfen, die körperliche und geistige Leistungsfähigkeit zu erhöhen und Verletzungen und Muskelkater vorzubeugen.

Allgemeines Warm-up

Die Aufwärmphase markiert den Beginn des Fitnesstrainings und dient dazu, sich darauf einzustellen. Vermeiden Sie dabei starke Druckbelastungen auf die Gelenke (High-Impact-Übungen) und wählen Sie stattdessen Low-/Non-Impact Übungen. Walken Sie z.B. auf dem Laufband beim Warm-up anstatt zu joggen. Führen Sie Seilspringen nur mit Mini-Sprüngen durch.

Das allgemeine Warm-up besteht in der Regel aus dynamischen Bewegungen großer Muskelgruppen. Dazu gehören beispielsweise schonendes Eingehen, Einfahren, Einrudern usw. Insbesondere Crosstrainer, Ruderergometer, Climber, Bikes, Fahrradergometer und Laufband, aber auch das Seilspringen eignen sich dafür, da Sie damit alle großen Gelenke mit einbeziehen können.

Durch das Warm-up wird die Körperkerntemperatur angehoben, so dass die Stoffwechselprozesse rascher ablaufen. Als eine Folge davon nimmt zum Beispiel die Dicke der Gelenkknorpel zu und schützt vor akutem Verschleiß.

TIPP

Der neuralgische Punkt eines Gelenks, der Knorpel, wird durch den Wechsel von Druck und Zug in seiner Qualität erhalten und mit Flüssigkeit versorgt. Er ist für eine gründliche Erwärmung besonders dankbar. Dafür sind zyklische Bewegungen wie Radfahren oder Gehen optimal geeignet.

Bei mittlerer Anstrengung ist das Warm-up richtig

Das allgemeine Warm-up auf den Ausdauergeräten sollte nicht zu anstrengend, sondern im »mittleren Bereich« der Skala des subjektiven Belastungsempfindens angesiedelt sein. Die Dauer des Warm-ups sollte mindestens fünf Minuten betragen, länger bei kalten Temperaturen oder wenn Sie am frühen Morgen trainieren. Wer über 30 Jahre alt und gut trainiert ist, sollte sich pro Lebensjahrzehnt beziehungsweise Trainingsjahr ein bis zwei Minuten länger aufwärmen. Praktisch ist die von uns empfohlene Pulsuhr von POLAR: Sie ermittelt schon während des Warm-ups die für Sie optimale Trainingszone.

Sanfte Mobilisation und Dehnen gehören dazu

Im Anschluss an das allgemeine Aufwärmen folgt das Aufwärm-Dehnen (siehe Seite 117 bis 119)! Wenn Sie sich zum Beispiel mit Hilfe von Fahrradergometer, Laufband oder Stepper aufwärmen, ist der Oberkörper nur unzureichend beteiligt. Daher sollten anschließend einige sanfte Mobilisationsübungen für

den Oberkörper folgen und für die Gelenke, die während des allgemeinen Aufwärmens nur unzureichend bewegt wurden, zum Beispiel die Schultergelenke beim Radfahren.

Cool-down als Trainingsabschluss

Nach dem Konditionstraining folgt im Heimtraining das allgemeine Abwärmen. Seine Dauer richtet sich nach der Intensität des Haupttrainings. Wer zum Beispiel eine halbe Stunde mit mittlerer Intensität trainiert hat, sollte das Training etwa fünf Minuten lang gemächlich ausklingen lassen. Das reicht aus, um den Organismus sanft wieder »herunterzufahren«. Dem allgemeinen Abwärmen folgt ein Dehnungsprogramm für alle beanspruchten Hauptmuskelgruppen und die zu »Verkürzung« neigenden Muskelgruppen.

TIPP
Das Warm-up-Dehnen darf nicht mit dem Cool-down-Dehnen verwechselt werden. Berücksichtigen Sie beim Dehnen unsere Empfehlungen ab Seite 117.

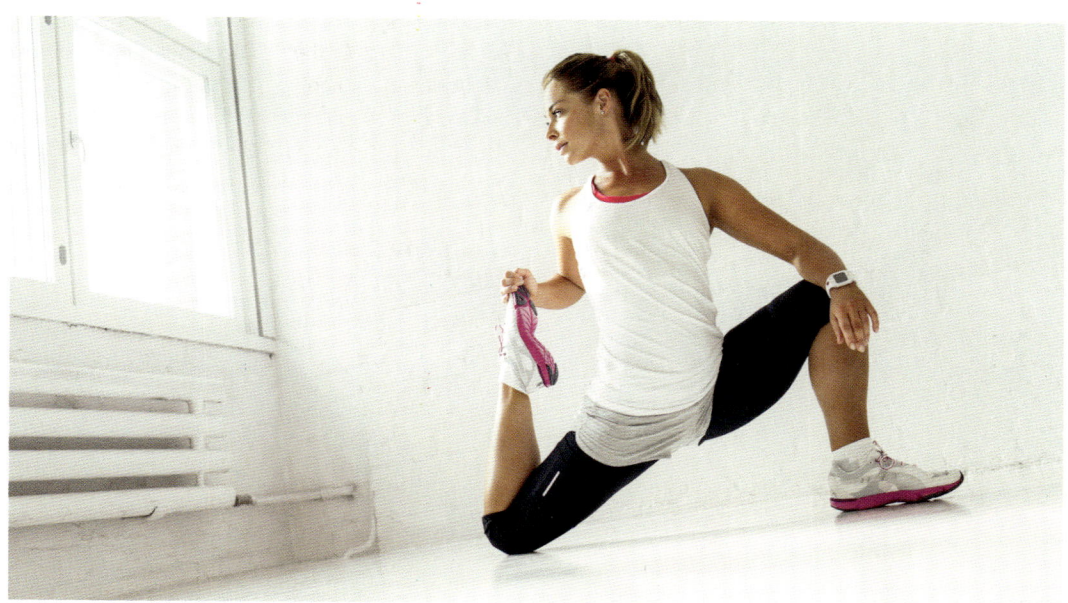

KRAFTTRAINING: HOME FITNESS FÜR RÜCKEN UND FIGUR

Krafttraining ist nicht nur etwas für Schwarzenegger- und Baywatch-Fans! Es sorgt für einen straffen und muskulösen »Body«, gleicht aber außerdem Schwächen des aktiven und passiven Bewegungsapparates optimal aus. Auf diese Weise hilft es insbesondere auch bei Rücken- und Gelenkproblemen.

Wozu eigentlich Muskel- und Krafttraining?

Genauso wie der Herzmuskel werden auch unsere Skelettmuskeln mit der Zeit schwächer, wenn sie nur unterhalb der wirksamen Reizschwelle von ca. 30 Prozent der Maximalkraft beansprucht werden. Wenn wir stehen, gehen, sitzen oder liegen, überschreiten wir höchst selten diese Kraftreizschwelle von 30 Prozent. Nach dem dreißigsten Lebensjahr nimmt die Muskulatur bei unzureichender körperlicher Belastung aber kontinuierlich ab. Es gilt also, durch ein entsprechendes Gesundheits- und Fitnesstraining dagegenzuhalten und für ein gutes Kraft-Korsett gerade auch im Alter vorzusorgen. Dass die Wirkung eines Krafttrainings aber noch weit über diesen Vorbeugeeffekt hinausgeht, zeigt die folgende Tabelle.

Sportmedizinische Wirkungen des Krafttrainings

• Bessere Mobilität und Aktionsfähigkeit im Alter	• Körperwahrnehmung wird verbessert
• Altersbedingter Muskelverlust wird gestoppt	• Kraftfähigkeit wird gesteigert
• Arthrotische Veränderungen werden verringert	• Muskelmasse wird erhöht
• Belastbarkeit des Kapselbandapparats und der Sehnen werden gestärkt	• Muskuläre Ungleichgewichte und Defizite werden abgebaut
• Ernährung der Gelenkknorpel wird verbessert	• Herz-Kreislauf-System wird positiv beeinflusst
• Kalorien-Grundumsatz wird erhöht	• Risiko für Rückenbeschwerden und Osteoporose wird gemindert
• Haltungsschwächen werden abgebaut	• Selbstbewusstsein und Selbstwertgefühl werden erhöht
• Intermuskuläre und intramuskuläre Koordination verbessern sich	• Stimmung und Wohlbefinden werden gesteigert
• Knochendichte und -festigkeit wird gestärkt	• Verletzungs- und Verschleißrisiko werden verringert
• Körperfett wird abgebaut	• Risiko altersbedingter Stürze wird gemindert

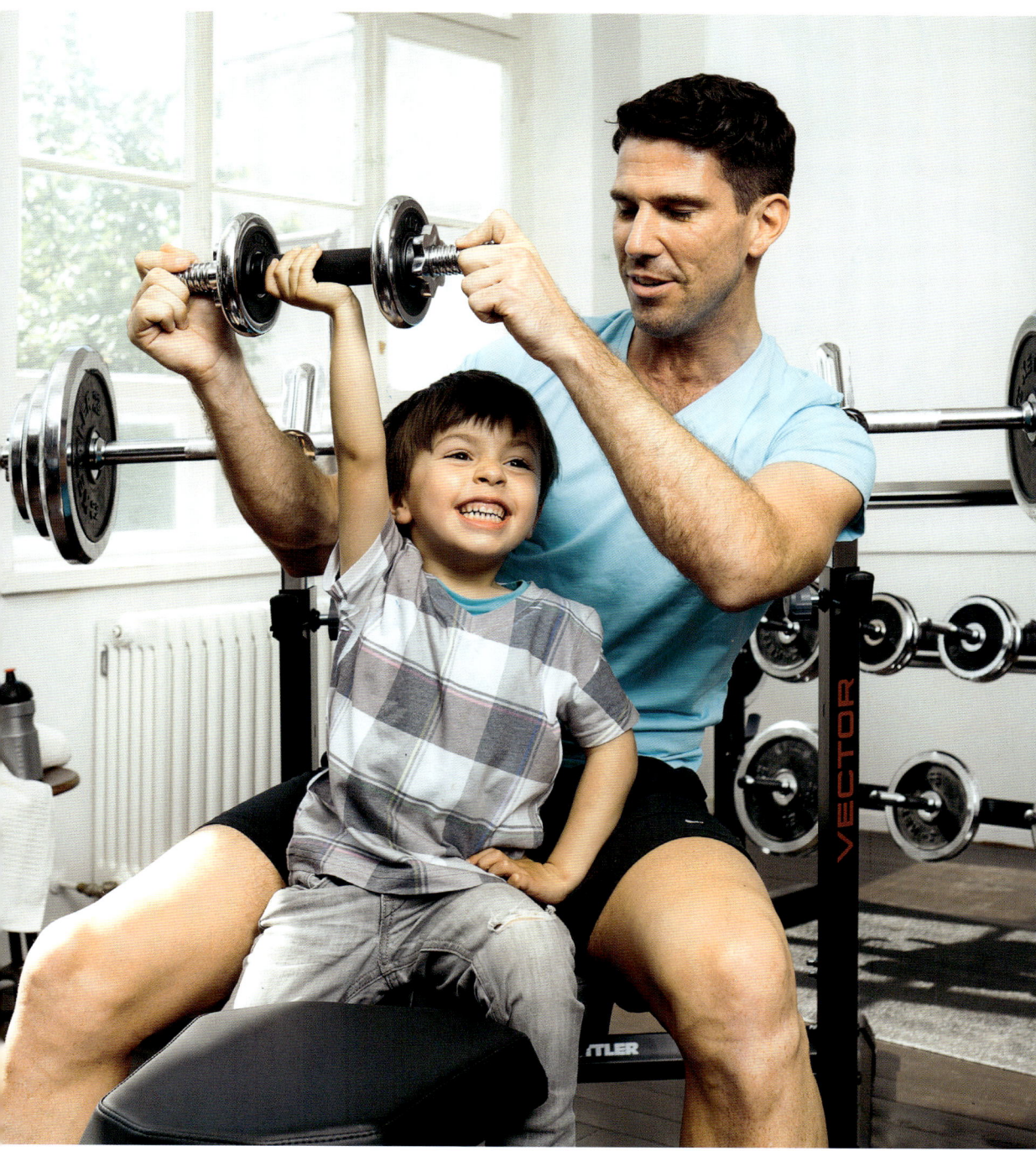

Welche verschiedenen Kraft-formen gibt es?

Biologisch gesehen ist Kraft die Fähigkeit, einen Widerstand zu überwinden, indem man ihn zum Beispiel hält oder ihm entgegenwirkt. Im Fitnesstraining spielt Kraft vor allem als Maximalkraft und Kraftausdauer eine Rolle. Die Maximalkraft ist die maximale Kraft, die ein Mensch willkürlich aufbringen kann, wenn er sich völlig verausgabt. Allerdings bleibt bei dieser absichtlichen Anstrengung noch eine autonom geschützte Reserve, die etwa 30 Prozent der Maximalkraft beträgt. Wer nicht speziell krafttrainiert ist, kann also ca. 70 Prozent seines gesamten Kraftpotenzials aktivieren. Ein spezielles Krafttraining verkleinert dieses Kraftdefizit.

Beim Krafttraining arbeitet die Muskulatur auf drei Arten:
- konzentrisch in der Aufwärtsbewegung, wenn Sie beim Bankdrücken das Gewicht nach oben schieben
- exzentrisch, wenn Sie bei der Abwärtsbewegung dem Gewicht nachgeben
- statisch/isometrisch in der Ausgangs- und Endposition der Bewegung, wenn das Gewicht oben bzw. unten ist.

TIPP
Die Technik des Krafttrainings muss genauso erlernt werden wie die Technik einer Sportart wie Tennis.

Das sollten Anfänger beim Muskeltraining beachten

Ob jemand athletisch eher ausdauernd oder muskulär veranlagt ist, hängt von der genetisch festgelegten Muskelfaserverteilung in der Skelettmuskulatur ab. In der Praxis hat es der Krafttyp mit einer größeren Menge Fast-Twitch-Muskelfasern (ziehen sich schnell

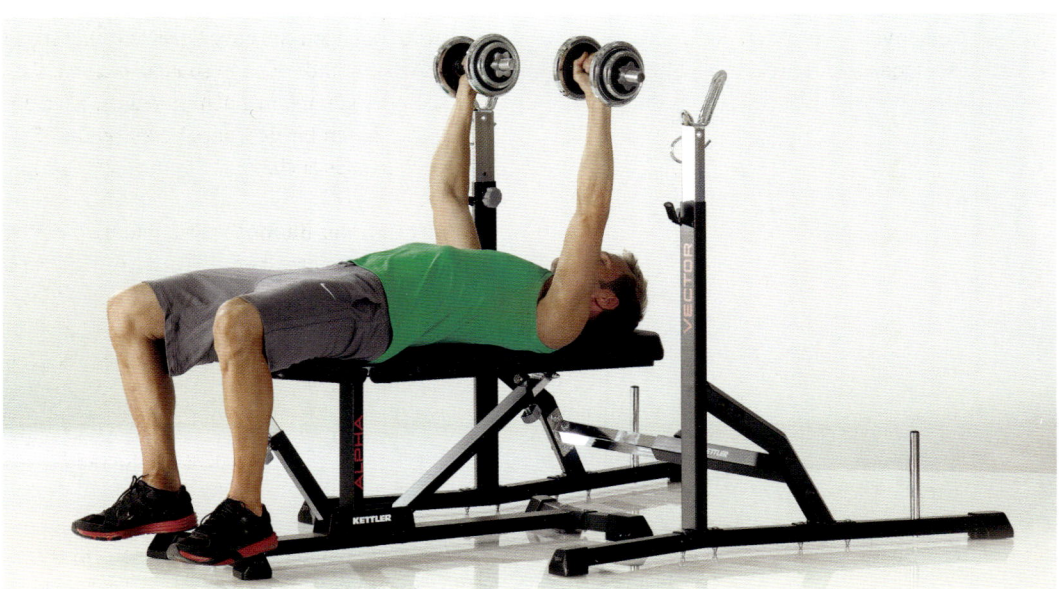

Training mit Freihanteln

zusammen) leichter, Muskelmasse aufzubauen. Der Ausdauertyp verfügt über mehr Slow-Twitch-Muskelfasern, die sich langsamer zusammenziehen und dadurch weniger schnell Muskeln aufbauen. Für den Bereich des Fitness- und Gesundheitssports ist es nicht so wichtig, wie das Verhältnis der Fasern zueinander ist. Hervorragende Kraftleistungen und einen effektiven Muskelaufbau kann man auch mit einem hohen Anteil von Slow-Twitch-Fasern erreichen. Für ein ausgewogenes, gesundheitsorientiertes Krafttraining ist primär das Training der Kraftausdauer wichtig, für ein eher leistungsorientiertes Krafttraining auch die Verbesserung der Maximalkraft für den Muskelaufbau.

Krafttraining braucht Eingewöhnung

Wer neu in das Krafttraining einsteigt, sollte mindestens vier Wochen lang konsequent ein reines Eingewöhnungstraining – eine Trainingseinheit pro Woche mit geringer Intensität – durchführen. Auf diese Weise können Sie die erforderlichen Trainingsmittel, wie etwa Freihanteln, und ihre koordinativ-korrekte Beherrschung einigermaßen risikolos kennenlernen, ohne die Gefahr von Verletzung, Überlastung oder Muskelkater eingehen zu müssen.

> **TIPP**
> Generell gilt: Die Kräftigung typischerweise vernachlässigter Muskelgruppen kann zwar unbedenklich empfohlen werden, aber es ist durchaus sinnvoll, vor Beginn eines Krafttrainings einen Befund durch einen Physiotherapeuten erheben zu lassen.

Atmen – im Einklang mit der Bewegung

Die Beherrschung einer geeigneten Atemtechnik ist eine der ersten und wichtigsten Voraussetzungen für das Krafttraining. Bewegungs- und Atemrhythmus hängen immer miteinander zusammen. Generell gilt: In der konzentrischen Phase der Bewegung, also mit zunehmender Belastung, wird eingeatmet. In der exzentrischen Phase, bei nachgebender Belastung, wird hingegen ausgeatmet. Die Atmung hängt auch vom Bewegungsumfang und der Masse der eingesetzten Muskulatur ab. So ist zum Beispiel für Kniebeugen eine tiefere Atmung notwendig als für den Zehenstand.

Probieren Sie es doch gleich einmal aus! Bevor Sie richtig loslegen, koppeln Sie zunächst bei allen Übungen den Bewegungsrhythmus an Ihren Atemrhythmus. Sie werden feststellen, dass der Atemrhythmus der Geschwindigkeit Ihrer Bewegungen ganz natürliche Grenzen setzt.

> **TIPP**
> Besonders bei Übungen zur Kräftigung der Bauchmuskulatur ist die richtige Atmung wichtig, da sonst der Beckenboden überlastet werden könnte.

Krafttraining und Blutdruck

Bestimmte Übungen und hohe Gewichtsbelastungen (besonders im mittleren und submaximalen Belastungsbereich) können zu einem starken Anstieg des Blutdrucks führen. Ein gesundes Herz-Kreislauf-System toleriert dies auch.

Wer jedoch unter Bluthochdruck leidet, muss auf bestimmte Kraftbelastungen verzichten! Klären Sie dies mit Ihrem Arzt ab. Generell gilt: Wer seine Blutdruckwerte nicht kennt, muss sie vor Aufnahme eines Krafttrainings unbedingt sorgfältig prüfen. Hochgradig fahrlässig wäre es, nach der Devise zu handeln: »Mein Blutdruck ist ganz bestimmt in Ordnung«. Viele Menschen leiden in Deutschland an Bluthochdruck, ohne dass sie sich dessen bewusst sind.

Lassen Sie sich von einem Fachmann beraten. Die Investition in einige Kraft-Trainingsstunden bei einem Sport-Physiotherapeuten ist durchaus lohnenswert.

Er oder sie wird Ihnen in kürzester Zeit Ihre Schwächen aufzeigen, zum Beispiel verkürzte und schwache Muskeln, Bewegungseinschränkungen usw., und Ihnen praktische Tipps geben. Im Übungsteil dieses Buches ab S. 98 finden Sie Übungen, mit deren Hilfe Sie diese Bereiche gezielt stärken können.

Wie oft trainieren?

Die untere Grenze ist eine Trainingseinheit pro Woche. Hat man sich einmal ein optimales Kraftniveau erarbeitet, reicht auch ein einmaliges intensives Ganzkörpertraining in der Woche für die reine Krafterhaltung aus.

Nach der Eingewöhnungszeit ist ein zweimaliges Training pro Woche zu empfehlen. Drei Kraft-Trainingseinheiten wöchentlich sind für ein primär gesundheitssportliches Fitnesstraining sicherlich die obere Grenze. Leistungssportler können auf drei bis vier Einheiten pro Woche steigern. Wichtig: Auch nach der Eingewöhnungszeit sollte die Trainingshäufigkeit nicht sprunghaft erhöht werden.

Grundübungen oder Isolationsübungen

Sind an einer Übung viele Muskeln beteiligt, wie zum Beispiel beim Beinpressen, so spricht man von einer Grundübung bzw. einer komplexen Übung.
Wird ein einziger Muskel bearbeitet, zum Beispiel der Bizeps des Oberarms bei den gleichnamigen Curls, handelt es sich um eine Isolationsübung. Deren Ziel ist es, einen Muskel möglichst isoliert zu trainieren. Allerdings lässt sich ein Skelettmuskel nie ganz isoliert trainieren, da an einer Bewegung stets auch andere Muskeln als Mitspieler beteiligt sind.

TIPP
Ein einzelner Trainingssatz sollte generell nicht mehr als etwa 90 Sekunden dauern. Die genaue Belastungsdauer und die Anzahl der Wiederholungen richten sich vor allem nach dem Trainingsziel.

Beide Übungsformen haben ihre Berechtigung. Für ein unspezifisches Home-Fitness-Krafttraining sollte aber fast ausschließlich mit komplexen Übungen trainiert werden, um viele Muskeln des Körpers anzusprechen.

So ermitteln Sie die Werte für Ihre Kraftbelastung

Traditionell wird im Kraftsport die Intensität nach der Maximalkraftmethode bestimmt: Dabei entspricht ein schweres Gewicht, das nur ein einziges Mal bewegt werden kann, der hundertprozentigen Intensität. Die Bestimmung der Maximalkraft nach dieser Methode ist jedoch gerade für Anfänger oft problematisch. Auch sind die aus ihr abgeleiteten Trainingsbereiche kritisch zu sehen.

Dynamische Maximalkraft für Einsteiger

Eine sanftere Möglichkeit besteht darin, die Maximalkraft jeweils nur für eine einzelne Übung mit einem bestimmten Übungsziel festzulegen. Dabei stellen Sie fest, mit welchem Gewicht Sie eine bestimmte Anzahl von Wiederholungen bei einer Übung gerade noch schaffen. Verschiedene Anzahlen von Wiederholungen haben spezifische Wirkungen.

Ab etwa fünfzehn Wiederholungen beginnt man, Kraftausdauerreize zu setzen, und der Bereich zwischen sechs bis fünfzehn Wiederholungen fördert die Maximalkraft mit Betonung des Muskelaufbaus. Insgesamt gelten die folgenden Zahlen:
- ein bis sechs Wiederholungen: Maximalkraft, intramuskuläre Koordination
- sechs bis fünfzehn bzw. acht bis zwölf Wiederholungen: Maximalkraft, Muskelaufbau
- fünfzehn bis sechzig Wiederholungen: Kraftausdauer.

Die Kraftausdauer ist eine optimale Mischform zwischen Kraft und Ausdauer. Je nach Ziel und Durchführung kann bei einer Übung die Betonung mehr auf Kraft (Kraftausdauer) oder auf Ausdauer (Ausdauerkraft) liegen. Je mehr Wiederholungen, desto stärker nimmt der Ausdaueranteil zu.

Beispiel für die Maximalkraft beim Latissimus-Ziehen

Nehmen wir an, Sie möchten Ihre Rückenmuskulatur mit der Standardübung des Latissimus-Ziehens am

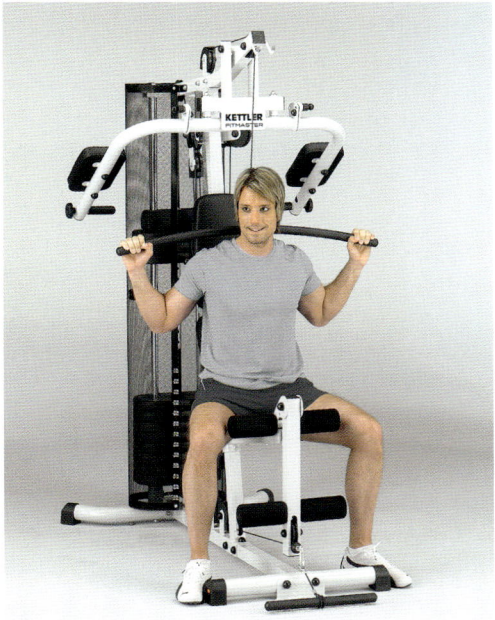

Latissimus-Ziehen

Seilzug kräftigen und ein Muskelaufbautraining mit acht bis zwölf Wiederholungen durchführen.

Zunächst schätzen: Jetzt gilt es herausfinden, welches Gewicht für Sie bei dieser Übung und dieser Wiederholungszahl maximal erreichbar ist. Schätzen Sie ab, welches Gewicht wohl in etwa Ihre höchstmögliche Belastung wäre. Tippen Sie zum Beispiel auf 45 kg, sollten Sie die Übung mit dieser Belastung im Idealfall auf Anhieb zehnmal gerade noch schaffen. Dosieren Sie aber nicht Ihre Kraft, nur damit Sie auf die geschätzte Wiederholungszahl kommen. Sie müssen sich mit voller Kraft ins Zeug legen.

Eventuell andere Gewichte ausprobieren: Wenn Sie mehr als zwölf oder weniger als acht Wiederholungen geschafft haben, müssen Sie ein anderes, etwas schwereres oder leichteres Gewicht testen. Warten Sie zuvor aber mindestens drei, besser fünf Minuten. Versuchen Sie es dann noch einmal. Falls Sie nun, um bei unserem Beispiel zu bleiben, mit 50 Kilogramm sieben Wiederholungen bewältigen, wäre dieses Gewicht Ihr Testergebnis, da die Muskulatur ja bereits vorermüdet war.

Von der Maximalbelastung Prozentsätze abziehen: Wenn Sie für die Übung 50 kg als Maximalbelastung festgelegt haben, müssen Sie davon noch einen größeren oder kleineren Prozentsatz abziehen, je nachdem, welchen Trainingsbereich Sie anstreben. Für die beiden Hauptbereiche des Krafttrainings gelten die folgenden Zahlen:
- Kraftausdauerorientiert: 30–65 Prozent
- Muskelaufbauorientiert: 65–85 Prozent.

TIPP
Dynamisches Krafttraining beinhaltet immer auch statische Anteile, insbesondere während der Ausgangs- und Endposition. Um Schädigungen der Gelenke zu vermeiden, müssen Sie auch in diesen Positionen die Spannung der Muskeln beibehalten. Deshalb gilt: Gelenke unter Druckbelastung, z. B. durch eine Kurzhantel, niemals ganz durchdrücken.

TIPP
Die Monotonie der Aufwärmsätze können Sie auflockern, indem Sie sich auf den Atemrhythmus konzentrieren und diesen Rhythmus bewusst ein wenig übertreiben.

Sie trainieren nämlich nicht mit Ihrer hundertprozentigen Kraft, sondern je nach Trainingsziel mit einem Prozentanteil davon. Für ein kraftausdauerorientiertes Training müssten Sie von 50 kg 70 bis 35 Prozent abziehen, für ein muskelaufbauorientiertes Training 35 bis 15 Prozent.

Die richtige Gewichtsbelastung für die erste Trainingsart würde also bei 15 bis 32,5 kg liegen, für die zweite bei 32,5 bis 42,5 kg.

Die Maximalbelastung sorgfältig festlegen

Die dargestellte Methode hat viele Vorteile. Da sie kaum Spielraum für Überforderung zulässt, ist sie besonders am Anfang und nach längeren Pausen gut geeignet. Wer aber schon länger als ein Jahr mehrmals pro Woche ein Krafttraining ausübt, wird eventuell ausbleibende Erfolge beklagen, wenn er mit dieser Methode arbeitet. Bei dem wiederholungszahlabhängigen Test wird nämlich stillschweigend vorausgesetzt, dass sich der Sportler maximal ausbelastet, was jedoch selten wirklich der Fall ist. Damit Sie nicht den Fehler machen und das Ergebnis eines »schwachen« Tages als Trainingsgrundlage ansetzen, sollten Sie sorgfältig vorgehen und den Test an verschiedenen Tagen wiederholen.

Die Anzahl der Sätze

Ein Satz ist eine bestimmte Anzahl an Wiederholungen, die Sie ohne Pause hintereinander bewältigen können. Wer über eine gewisse Trainingserfahrung verfügt, aber kein Leistungssportler ist, kann eine muskuläre Ausbelastung in einem einzigen Satz erreichen, wenn er sich maximal anstrengt. Weniger gut Trainierte sollten zwei, höchstens drei Sätze benötigen. Sich muskulär auszulasten ist deshalb entscheidend, weil die Muskeln nur dann perma-

nent wachsen, wenn sie überschwellig beansprucht werden.

Die Geschwindigkeit macht's

Die Geschwindigkeit der Bewegung kann langsam, zügig oder schnell sein. Für eine Bewegungsdurchführung kann der gesamte Bewegungszyklus zum Beispiel sechs Sekunden dauern: drei Sekunden für die konzentrische und drei Sekunden für die exzentrische Phase oder zwei Sekunden für die konzentrische und vier Sekunden für die exzentrische Phase.

Die nicht sehr genauen Bezeichnungen »langsam, zügig, schnell« haben insofern ihre Berechtigung, als die tatsächliche Geschwindigkeit u. a. von der Zielsetzung, dem Bewegungsausmaß, dem Atemrhythmus und den individuellen Voraussetzungen abhängt.

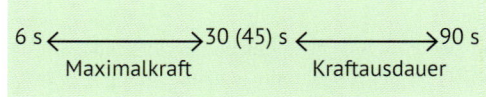

6 s ← → 30 (45) s ← → 90 s
     Maximalkraft   Kraftausdauer

Home-Fitness-Krafttraining

(6) 8 Wh. ← → 12 (15) Wh. ← → 60 Wh.

Laktat: niedrig ——————→ hoch
(Ermüdungsstoff)

Blutdruck: hoch ——————→ niedrig

Nur für Fortgeschrittene – die Belastung haarfein festlegen

Zur Trainingssteuerung im Krafttraining werden hauptsächlich die Parameter Wiederholungszahl, Satzzahl und Pausendauer herangezogen. Man sollte beim Trainieren aber auch auf die Belastungsdauer eines einzelnen Satzes achten.

Aus der Tabelle auf S. 44 ist ersichtlich, dass das Maximalkrafttraining zum Muskelaufbau für Fortgeschrittene durch die Belastungsdauer eines einzelnen Satzes von ca. sechs bis 45 Sekunden und Wiederholungszahlen von etwa sechs bis 15 Wiederholungen gekennzeichnet ist. Als Benchmark sollten Sie ca. 30 Sekunden und zehn Wiederholungen anstreben.

Ob Sie nun aber 38 Sekunden und vierzehn Wiederholungen oder 32 Sekunden und 9 Wiederholungen benötigen, ist nicht so entscheidend. Wichtiger ist, dass Sie darauf achten, die Muskulatur stark ermüdet und komplett ausbelastet zu haben, so dass Sie zu keiner weiteren Wiederholung mehr imstande sind. Extreme wie 45 Sekunden und nur sechs Wiederholungen oder nur 10 Sekunden und fünfzehn Wiederholungen sollten Sie vermeiden.

Warm-up und Cool-down beim Krafttraining

Genauso wie beim Ausdauertraining ist auch beim Krafttraining ein Aufwärm- und Abwärmteil unerlässlich. Während beim Ausdauertraining das allgemeine und spezielle Aufwärmen ineinander übergehen, ist im Krafttraining ein spezielles Warm-up notwendig. Das allgemeine Warm-up des Krafttrainings sollte dabei unbedingt in Zusammenhang mit den nachfolgenden Kraftübungen stehen.

Aufwärmsätze

Nach dem allgemeinen Aufwärmtraining gehören sogenannte Aufwärmsätze an den Anfang einer jeden Kraftübung. Bei Kraftmaschinen und Freihanteln wird dabei auf zusätzliche Gewichtsbelastungen durch Hantelscheiben, Steckgewichte usw. so gut es geht verzichtet und nur die Hantelstange(n) oder nur der Gewichtsschlitten benutzt.

Ist der eigene Körper das Trainingsmittel, gilt es, die Übungen möglichst zu vereinfachen: Kniebeugen werden nicht über den vollen Bewegungsumfang (Kniegelenkswinkel von 90 Grad), sondern nur teilweise oder vereinfacht ausgeführt (z. B. nur bis Kniegelenkswinkel 140 Grad); anstelle von Liegestützen (nur für Fitnesssportler geeignet!) werden »Gesundheitsliegestützen« auf den Knien gemacht.

Dehnen beim Warm-up

Als Teil des Warm-ups sind im Krafttraining auch Dehnungsübungen wichtig. Sie sollten allerdings nicht entspannend, sondern aktivierend sein. Langandauernde Muskeldehnungen sind beim Krafttrainings-Warm-up fehl am Platz. Durch aktiv-dynamische Methoden wird vor dem Krafttraining darauf abgezielt, die Aktivität der Muskeln zu erhöhen. Kurze und schnelle Dehnreize, die nicht länger als fünf Sekunden dauern, führen über die Muskelspindeln zur Aktivierung der Muskeln. Viele Sprinter praktizieren diese Form der Dehnung kurz vor dem Start, um ihre Muskeln damit auf die schnellen, kräftigen Laufbewegungen vorzubereiten. Auch in vielen Aerobic-Kursen wird im Warm-up nach dieser Methode gedehnt.

Das Cool-down

Wichtig ist, dass Sie nach den Kraftübungen einige Minuten lang ausfahren oder auslaufen, da hierdurch die Muskeldurchblutung angeregt und der Laktatabbau beschleunigt wird. Erst anschließend sollten die beanspruchten, verkürzten und zur Verspannung neigenden Muskeln gedehnt werden. Ein verfrühtes Dehnen behindert die Muskeldurchblutung und somit die Regeneration. Die Dauer der Dehnungsübungen muss hier im Gegensatz zum Aufwärm-Dehnen beim Krafttraining wieder länger sein.

HOME-FITNESS-TRAINING UND ERNÄHRUNG

Unzählige Diäten versprechen erfolgreiches Abnehmen in Tausenden von Varianten. Bei entsprechend diszipliniertem langfristigem Einsatz ist es auch durchaus möglich, über eine Diät Gewicht zu verlieren. Eine Kombination aus angepasster Ernährung und Sport funktioniert jedoch wesentlich schneller, effektiver, ist gesünder und macht zudem mehr Spaß!

Reduzieren Sie Ihren Fettkonsum

Unser Wohlstandsalltag ist geprägt durch mangelnde und falsche Bewegung. Die meisten Menschen üben einen sogenannten Sitzberuf aus, und selbst die Anfahrtswege zum Arbeitsplatz reduzieren wir auf ein Bewegungsminimum. Zudem essen wir generell zu viel Fett, wobei auch die versteckten Fette in den Nahrungsmitteln eine wichtige Rolle spielen. In den Industrieländern liegt der Anteil von Fett an der Nahrungsenergie bei mehr als 40 Prozent und damit deutlich über der Empfehlung der »Deutschen Gesellschaft für Ernährung e.V.« von 25 bis 30 Prozent. Übergewicht kommt aber auch bei Menschen vor, die sich bewusst und durchaus erfolgreich fettarm ernähren. In solchen Fällen ist häufig die unverhältnismäßig hohe Zuckeraufnahme für das erhöhte Körperfett verantwortlich. Sie sorgt für schwankende Zucker- und Insulinspiegel und behindert dadurch die Fettverwertung. In Deutschland ist jeder fünfte Erwachsene und jedes zehnte Kind fettleibig. Übergewichtig sind nach den Untersuchungen des Robert-Koch-Instituts 67 Prozent der deutschen Männer und 53 Prozent der Frauen. Hauptursachen: Zuviel Zucker, Fett und Salz! Wissenschaftler sprechen bei diesen drei Substanzen vom »Köder für das Gehirn«. Selbst ein handelsüblicher Müsliriegel, der mit »Korn« auf der Verpackung wirbt, enthält nur 10 Prozent Getreideflocken, aber 18 Prozent Fett und 35 Prozent Zucker.

Wenn Sie mehr zu sich nehmen, als Sie tatsächlich verbrauchen, sind Problemzonen und Übergewicht unvermeidlich, da der Körper das Zuviel als Fett einlagert.

Diese Fette braucht Ihr Körper

Ein wichtiger Schritt zum Abbau des Körperfetts ist eine Senkung des Nahrungsfetts auf 25 bis 30 Prozent des Gesamtnahrungsanteils. Das Gesamtfett sollte dabei zum größten Teil aus ungesättigten Fettsäuren bestehen. Einfach ungesättigte Fettsäuren (Olivenöl, Avocados) sind gesundheitsfördernd und können vom Organismus problemlos verwertet werden. Mehrfach ungesättigte Fettsäuren sind besonders wichtig. Unser Organismus kann sie nicht selbst bilden, sie sind essenziell, so dass sie über die Nahrung zugeführt werden müssen. Diese Fettsäuren machen die Zellmembranen flexibel und sorgen so dafür, dass Neuronen gut verschaltet werden. Sie stärken auch das Sehvermögen und das Immunsystem.

TIPP
Wenn Sie den Omega-3-Fettsäure-Anteil in der Nahrung nicht nur durch den Verzehr von Fisch erhöhen möchten – sei es wegen Allergien, der Schadstoffbelastung oder aus ökologischen Gründen –, können Sie als Alternative auf Fischölkapseln, die nicht belastet sind, zurückgreifen. Neuere Studien zeigen aber, dass zu hohe Dosierungen vermieden werden sollten.

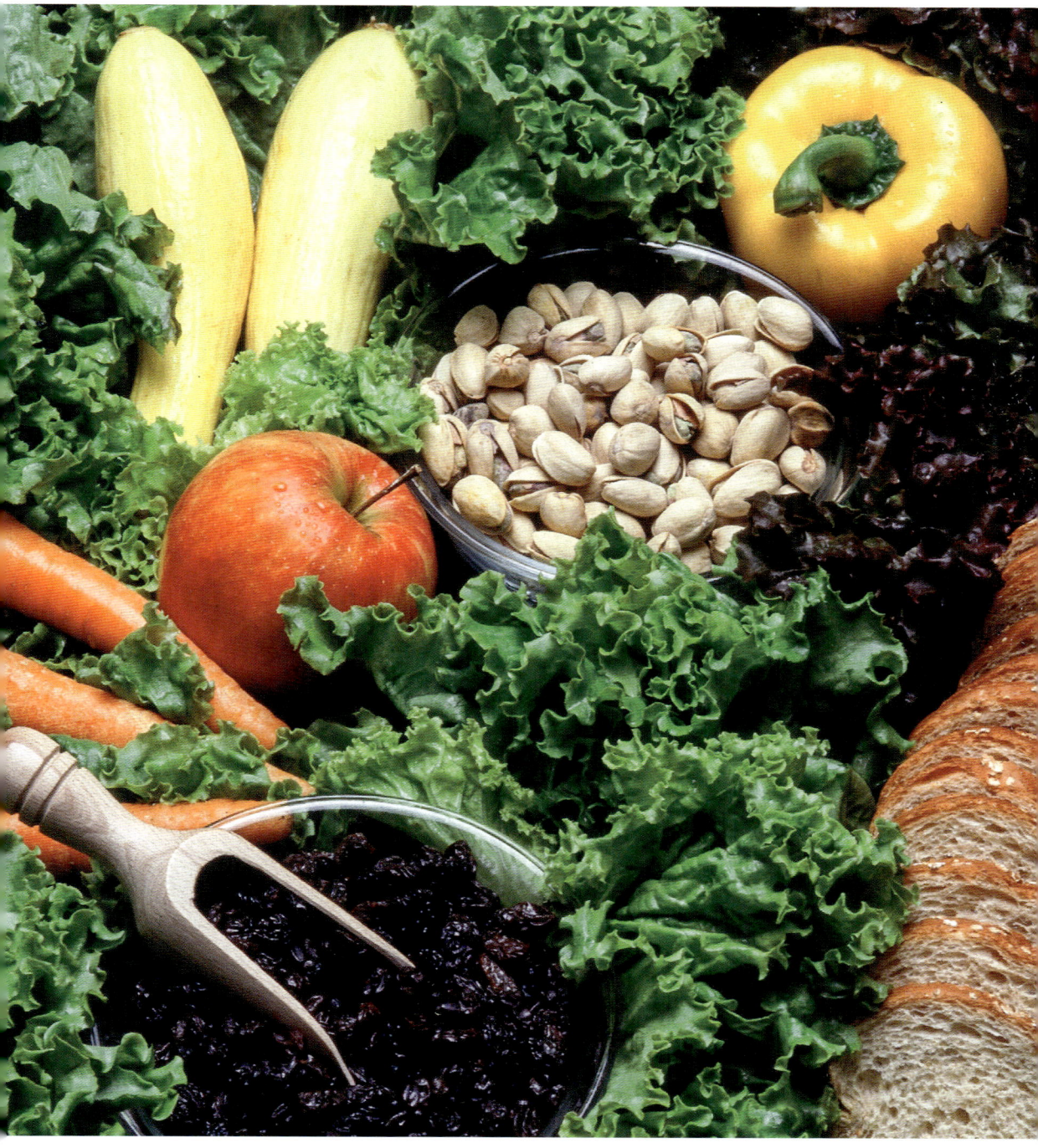

Wichtig ist, dass Sie Ihrem Körper Omega-3- und Omega-6-Fettsäuren in einem optimalen Verhältnis bieten. Der Anteil der Omega-3-Fettsäuren sollte dabei möglichst hoch sein.

Diese Fette sollten Sie vermeiden

Auf gesättigte Fettsäuren in Käse, Wurst, Butter, Milch, Eiern usw. kann weitgehend verzichtet werden, sie sind nicht essenziell. Da unter allen Fettsäuren das Transfett die gravierendsten Folgen für die Gesundheit hat, sollten Sie Produkte, in denen es enthalten ist, von Ihrem Speisezettel streichen. Dazu gehören Margarine (!), Bratfett, Chips, Nougatcremes und viele Süßigkeiten. Transfett ist nicht natürlich, es entsteht bei der Verarbeitung, Erhitzung und Härtung bestimmter Lebensmittel.

Stellen Sie auf eine angepasste Ernährung um

Ein zweiter wichtiger Schritt zum Abnehmen ist die Abstimmung Ihrer Ernährung auf Ihre Alltagsanforderungen und Ihre sportlichen Aktivitäten. Mit einer sogenannten angepassten Ernährung legen Sie schon am Vormittag die Grundlage für einen körpergerechten, sportlichen Nachmittag und Abend.

Bei der angepassten Ernährung geht es nicht nur darum, weniger zu essen, sondern auch darum, so zu essen, dass Sie Ihre körperlichen Aktivitäten für ein Fatburning optimal bestreiten können. Angepasste Ernährung hat zum Ziel, den Blutzucker so lange wie möglich auf demselben Niveau zu halten. Am einfachsten gelingt Ihnen das, wenn Sie für eine gute Polysaccharid-Grundlage sorgen, die Sie durch Zwischenmahlzeiten regelmäßig wieder auffrischen. Polysaccharide sind komplexe Kohlenhydrate. Für die meisten von uns spielt eine Nahrung, die reich an komplexen Kohlenhydraten ist, die Schlüsselrolle im Kampf gegen zu viel Körperfett.

Bevorzugen Sie komplexe Kohlenhydrate

Je mehr Bausteine (sogenannte Saccharide) Kohlenhydrate besitzen, umso länger können Gehirn, Nerven und Muskeln von ihnen zehren. Dementsprechend unterscheidet man Einfachzucker bzw. Monosaccharide, Zweifachzucker bzw. Disaccharide und Mehrfachzucker bzw. Polysaccharide.

Einem bedrohlichen Blutzuckerabfall begegnet man am besten mit direkter Glukose-Zufuhr, z. B. durch die Einnahme von Traubenzucker, dem Einfachzucker schlechthin. Für eine lang anhaltende, gleichmäßige Wirkung hingegen ist die Zufuhr von Polysacchariden, also komplexen Kohlenhydraten, ratsam. Und selbst Genießer werden nicht enttäuscht sein, da eine kohlenhydrat- und ballaststoffreiche Mahlzeit zusammen mit fettarmen Eiweißlieferanten für einen vielfältig gefüllten Teller sorgt. Gemüse, fettarmer Fisch und Vollkornprodukte sind aufgrund ihrer »kalorischen Minderwertigkeit« voluminöser und daher schneller sättigend als fettreiche Mahlzeiten.

Der sogenannte »glykämische Index« ist ein entscheidender Faktor

Komplexe Kohlenhydrate sind unter anderem in Vollkornprodukten (Vollkornbrot, Vollkornnudeln, Vollkornmüsli), braunem Reis, Kartoffeln, Hülsenfrüchten und Gemüse enthalten. Diese Produkte weisen einen niedrigen glykämischen Index (GI oder GLYX) auf. Der glykämische Index bezeichnet die Schnelligkeitsrate, mit der ein Nährstoff den Blutzucker in die Höhe treibt. Polysaccharide mit niedrigem glykämischen Index sorgen dafür, dass das Leistungsvermögen über einen relativ langen Zeitraum hinweg nur langsam nachlässt, während etwa Traubenzucker den Blutzucker schnell ansteigen und nach Insulinausschüttung schnell wieder abfallen lässt. Monosaccharide sind neben Traubenzucker zum Beispiel in weißem Zucker, Weißmehl und weißem Reis enthalten.

Das durch Monosaccharide ausgelöste ständige Auf und Ab des Blutzuckerspiegels kann den Fettabbau bremsen. Deshalb sollten Sportler auch nicht unmittelbar nach dem Training kohlenhydratreiche Nahrung mit hohem glykämischen Index zu sich nehmen.

Trainierte weisen höhere Glykogenspeicher in der Leber und in den Muskeln auf. Sie sind deswegen seltener von Heißhungerattacken betroffen als Untrainierte.

Komplexe Kohlenhydrate: wichtig für Neueinsteiger

Wenn Sie Trainingsneueinsteiger sind, sollten Sie den Kohlenhydratanteil in Ihrer Nahrung unbedingt erhöhen. Wir empfehlen als Zusammensetzung der Energiezufuhr 55 bis 60 Prozent Kohlenhydrate, 25 bis 35 Prozent Fett und 10 bis 15 Prozent Eiweiß.

Im Gegensatz zu Trainierten verwendet der Organismus von Untrainierten während sportlicher Belastung bevorzugt Kohlenhydrate als Energiequelle. Sportler hingegen haben ihren Fettstoffwechsel bereits derart trainiert, dass sie selbst bei submaximalen Belastungen Fette zur Energiegewinnung heranziehen. Wenn Sie jedoch noch nicht so weit sind, müssen Sie für gefüllte Glykogenspeicher sorgen. Beginnt das Training mit vorentleerten Glykogenspeichern, kann es sein, dass Sie nicht lange genug durchhalten, um das Training effektiv zu gestalten. Zwar wird dadurch die Fettmobilisation forciert, gleichzeitig aber wird es schwerer, das Hauptziel Fitness zu erreichen.

Kohlenhydratversorgung für Fitnesssportler

Ambitionierte Fitnesssportler, die ein sportliches Ziel verfolgen und z. B. an einem Halb-Marathon teilnehmen möchten, müssen ihre Kohlenhydratversorgung anders gestalten als Gesundheitssportler. Angenommen, sie trainieren in den Abendstunden und möchten während des Trainings topfit sein, sollten auch sie tagsüber auf eine ausgewogene, kohlenhydratreiche Ernährung achten. Bis zu zwei Stunden vor der sportlichen Aktivität können sie eine größere Mahlzeit zu sich nehmen, die sich durch einen niedrigen glykämischen Index auszeichnet. Im Gegensatz zu Gesundheitssportlern sollten sie sich aber auch kurz vor und während des Trainings Kohlenhydrate zuführen, nun aber verstärkt solche mit mittlerem bis hohen glykämischen Index. Obst, etwa ein bis zwei Bananen vor der Aufnahme des Trainings, schadet nicht, denn es ist leicht verdaulich und gibt die nötige Energie, Bestleistungen zu erzielen.

Drinks und Snacks für Fitnesssportler

Während der Belastung eignen sich Sportlerdrinks. Der Kauf solcher Getränke ist jedoch meist überflüssig, da Sie diese genauso gut selbst zubereiten können. Ungesüßte Fruchtschorlen wie die klassische Apfelschorle im Verhältnis Fruchtsaft – Wasser von 1:3 bis 1:1 sind nach wie vor ideale Getränke für sportlich Aktive. (Grün-)Tee mit Honig eignet sich ebenso gut wie Mineralwasser, das mit Maltodextrin-Pulver angereichert wird. Nach dem Sport ist es für Fitnesssportler wichtig, die entleerten Glykogenspeicher rasch wieder aufzufüllen, da sonst die Regeneration behindert werden kann.

Dafür eignen sich leicht verdauliche Snacks mit einem mittleren bis hohen glykämischen Index wie z.B. Frucht-Kefir, Sportcocktails und Energie-Riegel. Sobald wie möglich sollte dann eine größere energiereiche Mahlzeit folgen.

Sie sollten sich also merken, dass der glykämische Index der Mahlzeiten an einem Tag mit Blick auf das Training von niedrig über mittel bis hoch verläuft und danach wieder umgekehrt. Wer abends trainiert, sollte »wie ein Kaiser« frühstücken, um die nötige Energie für eine erfolgreiche Trainingseinheit zu speichern. Aber auch nach dem Training dürfen und sollten Sie noch einmal kaiserlich speisen.

Ernährungstipps zur Reduzierung des Körperfetts

Das Geld, das Sie für Fatburner bzw. Abnehm-Pillen aus der Apotheke ausgeben, ist sinnvoller für den Kauf von natürlichen Fettblockern verwendet. Denn die meisten Fatburner entfalten ihre volle Wirkung erst bei zusätzlicher Bewegung, wohingegen bioaktive Stoffe viel früher zum Einsatz kommen, weil sie die Speicherung des Fetts behindern, etwa durch die Erhöhung der Durchlaufgeschwindigkeit der Nahrung durch den Darm. In einer ausgewogenen obst- und gemüsereichen Ernährung sind solche Stoffe ausreichend vorhanden.

TIPP
Gute Nachricht für Schokoholics. Schokolade mit einem Kakaoanteil von mindestens 60 Prozent ist aufgrund eines niedrigen glykämischen Index ab und zu als kleiner Snack durchaus erlaubt.

Damit Sie Ihre Ernährung problemlos auf Ihre wahren Bedürfnisse im Alltag anpassen können, haben wir hier einige Tipps für Sie zusammengestellt:

- Trinken Sie ausreichend, mindestens 2,5 Liter pro Tag, aber keine kalorienreichen Softdrinks, sondern Wasser, ungezuckerte Fruchtsäfte und Tees.
- Führen Sie ein Ernährungstagebuch, so dass Sie Ihr Verhalten genau nachvollziehen können: Was esse ich an Süßem? Warum? Gab es in dieser Situation Alternativen? Was sind mögliche Alternativen (Obst, Gemüse)?
- Unterteilen Sie Ihren täglichen Speiseplan in vier bis fünf Mahlzeiten und achten Sie auf den glykämischen Index der Kohlenhydrate.
- »Take five«: Nehmen Sie täglich mindestens drei, besser aber fünf Portionen Obst und Gemüse zu sich (ca. 650 g).
- Achten Sie generell auf einen hohen Anteil an Ballaststoffen in Ihrer Nahrung, ergänzen Sie z.B. Ihr Müsli mit geschrotetem Leinsamen oder aufgequelltem Flohsamen.

Fatburning durch Bewegung

INFO
Der Begriff Fatburning ist irreführend, da er Passivität vorgaukelt und suggeriert, dass der Fettabbau nebenbei ohne aktive Beteiligung geschähe.

Auch wenn Sie bisher zu den Sportmuffeln gehörten, kommen Sie an einer Wahrheit nicht vorbei: Eine durch stetige Bewegung erworbene Fitness muss das oberste Ziel sein. Das Fatburning (Fettverbrennung/Fettoxidation) ist dann eine automatische Begleiterscheinung. Alles andere, wie zum Beispiel eine schnellstmögliche Gewichtsabnahme durch pharmakologische Produkte, ist zu kurzfristig gedacht und oft auch schädlich. Eine allgemeine Regel für

Trainingsanpassungen im Sport besagt: Was schnell erreicht wird, verschwindet genauso schnell wieder. Problemzonen wie ein zu dicker Bauch oder zu dicke Oberschenkel lassen sich auch im Fitnesstraining nicht isoliert abbauen. Man kann sie zwar durch Training straffen, wenn aber Fett im Unterhautfettgewebe verbrannt wird, geschieht das gleichzeitig am ganzen Körper und leider nicht gezielt an den Problemzonen.

INFO

Ein zu hoher Körperfettanteil stellt nicht nur eine Risikodisposition für Herz- und Gefäßkrankheiten dar, sondern belastet häufig auch das Selbstwertgefühl.

Zwei Ansätze: Kraft und Ausdauer

Im sportlichen Training gibt es vor allem zwei Ansätze zur Fettverbrennung, die allerdings nicht isoliert voneinander betrachtet werden dürfen: Vereinfacht gesagt wird durch Ausdauertraining Fett akut, durch Krafttraining Fett permanent oder chronisch verbrannt. Sie können sich das leicht mit der Eselsbrücke Ausdauertraining – akut, Krafttraining – chronisch merken.

Krafttraining führt zu mehr Muskelmasse und erhöht den Grundumsatz an Nährstoffen, Ausdauertraining den Leistungsumsatz. Bei beiden Methoden wird die Fettverbrennung mit zunehmendem Trainingszustand immer besser: Wer fitter ist, kann ein längeres Ausdauertraining betreiben und dadurch mehr Fett verbrennen. Wer eine größere Muskelmasse besitzt, verbraucht chronisch mehr Fett. So baut sich eine positive Spirale auf.

Fatburning durch Ausdauertraining

Ein Ausdauertraining, das auf Fatburning (Fettverbrennung/Fettoxidation) abzielt und Gesundheit und Fitness verbessern soll, muss aerob (mit Sauerstoff)

ablaufen. Bei anaerobem Training werden fast nur Kohlenhydrate verbrannt und nahezu kein Fett. Beim Training spricht man von der aeroben (griechisch: aer = Luft) Arbeitsleistung des Organismus, wenn sich Sauerstoffaufnahme und -verbrauch etwa die Waage halten. Beim Ausdauertraining liegt der aerobe Bereich innerhalb der sogenannten Gesundheits- bzw. Fitnesszone mit 60- bis 85-prozentiger Belastungsintensität. Ab etwa 85-prozentiger Intensität nimmt der sauerstofflose, anaerobe Anteil zu, was bedeutet, dass der Sauerstoffbedarf höher ist als das Angebot. In diesem Belastungsbereich wird kaum noch Fett verbrannt. Abgesehen davon ist ein Training zwischen 85 und 100 Prozent der maximalen Herzfrequenz eine hohe Stressbelastung für den Organismus, die langfristig auch das Immunsystem schwächen kann. Bei wenig trainierten Menschen kann das Herz-Kreislauf-System schnell überfordert werden, so dass es auch zu ernsthaften Problemen bis hin zum Kreislaufkollaps kommen kann.

Kleines Stoffwechsel-1x1 zum Fatburning durch Ausdauer

Der muskuläre Energiestoffwechsel kann, wie bereits ausgeführt, aerob oder anaerob verlaufen. Meist mischen sich beide Formen, und eine von beiden überwiegt. Vereinfacht gesagt, wandelt der Körper bei Bewegung chemische Energie (Nährstoffe) in physikalische Energie (Bewegung) um. Die Energie wird frei, wenn der Körper Adenosintriphosphat (ATP) aufspaltet. Da der ATP-Vorrat des Organismus jedoch

INFO

Bei dominant-anaerober Arbeit, z. B. bei einem 400-m-Lauf, wird der Mehrbedarf am Ende der Belastung wieder ausgeglichen; daher das minutenlange Hecheln der Läufer im Ziel. Zusätzlich fällt viel Laktat an, das Salz der Milchsäure. Es sorgt dafür, dass die Belastung abgebrochen werden muss, da die Muskeln übersäuern.

äußerst begrenzt und schon nach einem kurzen Sprint fast ganz aufgebraucht ist, muss im muskulären Energiestoffwechsel das ATP wiederhergestellt werden. Diese Aufgabe übernehmen im Ausdauertraining Kohlenhydrate und Fette und zum Teil auch Eiweißstoffe.

Fettstoffwechseltraining – so geht's

Fette werden während der sportlichen Belastung für die Resynthese des ATP nur genutzt, wenn die Belastungsintensität relativ niedrig ist und bei etwa 65 Prozent liegt. Gut trainierte Fitnesssportler können auch bis hin zum submaximalen Bereich Fett verwerten. Da Fett eher träge ist, wird für seine Verbrennung viel Sauerstoff benötigt. Ab einer Belastungshöhe von etwa 85 Prozent kann nicht mehr ausreichend Sauerstoff aufgenommen werden, so dass fast nur noch Kohlenhydrate zur ATP-Resynthese genutzt werden. Für den ersten Schritt eines erfolgreichen Problemzonentrainings ist daher eine derart intensive Belastung kontraproduktiv.

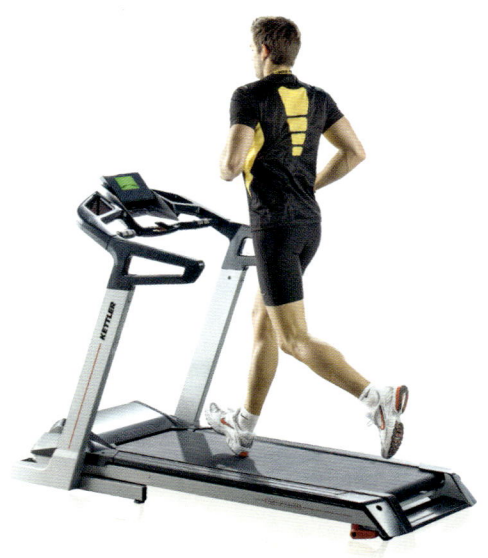

Perfekt zum Fatburning: langes Ausdauertraining auf dem Laufband

Lange Belastung führt zum Fatburning

Um den Körper zur Verbrennung von Fettvorräten zu bringen, empfiehlt sich ein regelmäßiges, moderates und möglichst langes Ausdauertraining, z.B. ein flottes Gehen auf dem Laufband. Dabei ist die Fettoxidation zwar bereits vom ersten Schritt an aktiv, aber in den ersten zehn bis 15 Minuten muss sie sich erst langsam an die erhöhte Belastung anpassen. Nach etwa einer Viertelstunde steigt der Fettanteil am Energieverbrauch an, was je nach Trainingszustand stark schwanken kann. Je länger man nun walkt, umso stärker wird das ATP durch die Oxidation von Fett resynthetisiert, da sich die Kohlenhydratspeicher kontinuierlich entleeren. Bei entsprechend Trainierten kann der Fettanteil am Energieverbrauch nach einer Weile um die 70 Prozent betragen!

Würden Sie sich jetzt aber sofort aufs Laufband begeben, wären Sie vom Ergebnis wahrscheinlich enttäuscht. Wirksam sind diese Prozesse nämlich nur, wenn der Trainingszustand sehr gut ist, die Belastungsintensität mittels Messung der Sauerstoffaufnahme genau kontrolliert wird und das Walken einige Stunden dauert! Lassen Sie es deshalb lieber langsam, aber stetig angehen. Dann halten Sie insgesamt besser durch.

Fatburning durch Krafttraining

Beim Krafttraining werden fast ausschließlich die Energiespeicher genutzt, die die Resynthese des ATP ohne Sauerstoff, also anaerob, bewirken. Deshalb verbrennt der Organismus während des Krafttrainings relativ wenig Fett. Wenn jemand sich jedoch eine bestimmte Muskelmasse erarbeitet hat, kommt es durch den hohen Grundumsatz permanent zu einer besseren Fettverbrennung. Bodybuilder sind daher Fatburner schlechthin, sie müssen sogar aufpassen, nicht zu viel Fett zu verlieren. Aber keine Angst! Krafttraining kann auch so gestaltet werden, dass Sie deswegen nicht wie Mister Universum aussehen.

Anaerob-alaktazide und anaerob-laktazide Trainingsformen

Krafttraining kann ohne und mit vermehrter Anhäufung von Laktat, dem Ermüdungsstoff, geschehen. Im ersten Fall spricht man von anaerob-alaktazider, im zweiten Fall von anaerob-laktazider Energiebereitstellung. Die Belastungsdauer, gekoppelt mit der Intensität, ist hauptverantwortlich dafür, welche Form der Energiebereitstellung genutzt wird. Wer eine Trainingsserie innerhalb von 30 Sekunden abschließt, wird weniger Laktat produzieren. Je länger die Belastung bei hoher Intensität dauert, umso stärker wird die Konzentration des Laktats ansteigen, bis sie zur Ermüdung und zum Abbruch der Kraftübung führt.

Anaerob-laktazides Kraftausdauertraining fürs Bodyshaping

Bei einem anaerob-laktaziden Training (30 bis 90 Sekunden) wird die Kraftausdauer trainiert. Durch Kraftausdauertraining wird die Muskulatur weniger zu Dickenwachstum (Hypertrophie) angeregt als durch ein Maximalkrafttraining, das dem Muskelaufbau dient. Deswegen ist diese Form des Krafttrainings besonders bei Frauen beliebt. Oftmals wird das Kraftausdauertraining mit geringer Intensität betrieben, so dass die Belastungsdauer von 90 Sekunden stark überschritten werden kann. Das geschieht in vielen Bodyshaping-Kursen. Je weiter dies dann ausgedehnt wird, umso stärker liegt die Betonung auf Kraftausdauertraining.

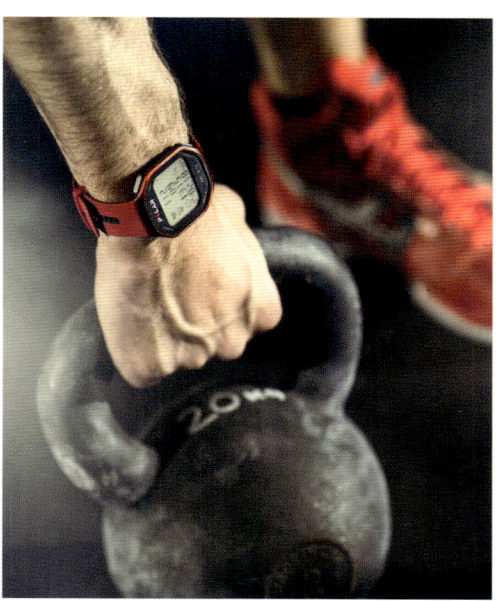

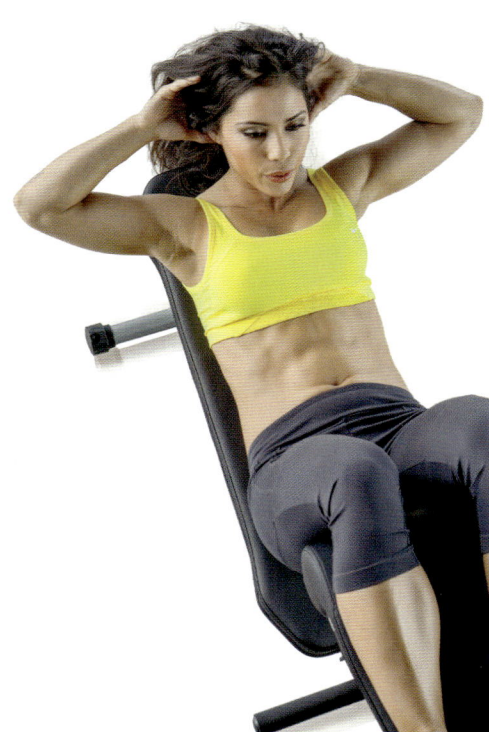

Krafttraining an der Trainingsbank

TIPP

Messen Sie doch mal das Verhältnis von Ihrem Taillen- zu Ihrem Hüftumfang. Männer sind beim Verhältnis 1:1 noch im grünen Bereich; bei Frauen sollten die Proportionen 0,8:1 nicht überschreiten.

HOME-FITNESS-TRAINING UND ENTSPANNUNG

Fast jeder hat ihn, aber keiner will ihn – obwohl er auch positive Seiten haben kann: der Stress. Alltägliche Sorgen wie Ärger mit dem Chef oder Zeitdruck im Job können auf Dauer krank machen. Negativ erlebter Stress schwächt den Organismus, daher sollten Sie ihm durch regelmäßige Entspannung entgegenwirken.

Die krankmachenden Folgen von Stress

Wenn Hektik und Stress im Alltag überhandnehmen und lange andauern, wird nicht nur die Immunabwehr geschwächt. Auch Herz und Kreislauf, Nervensystem und Stoffwechsel reagieren mit ungünstigen Veränderungen auf ständige Anspannungen. Es kann beispielsweise zu Bluthochdruck und Herzrhythmusstörungen, zu Erschöpfungszuständen und Depressionen oder aufgrund des erhöhten Cortisolwertes im Blut auch zu einer Gewichtszunahme kommen. Es gilt also, möglichst nachhaltig und effektiv Stressfaktoren einzudämmen oder auszuschalten.

Die folgenden sechs größten Stress-Faktoren sollten Sie möglichst vermeiden:
- **Zeitdruck:** Der ständige Blick auf die Uhr vermittelt ein Gefühl von Fremdbestimmung und Kontrollverlust.
- **Streit:** Böse Worte verletzen das Selbstwertgefühl; Seele und Körper reagieren mit vermehrter Ausschüttung der Stresshormone Adrenalin und Cortisol.
- **Lärm:** Eine Dauerbeschallung, vor allem auch nachts, verhindert, dass der Körper zur Ruhe kommt, ständige Anspannung ist vorprogrammiert.
- **Straßenverkehr:** Ob als Pendler im Bus oder Selbstfahrer im Auto, rote Ampeln, Baustellen, Staus und Umleitungen sind lästige Zeiträuber. Puls und Blutdruck sind deshalb bei vielen Menschen auf dem Weg zur Arbeit überhöht.
- **Geldsorgen:** Haus, Auto und/oder Waschmaschine auf Kredit? Finanzielle Probleme können zermürben.
- **Fremdsteuerung:** Wer ständig das Gefühl hat, seine Lebensbedingungen nicht selber beeinflussen zu können, empfindet Stress. Hierunter fallen beispielsweise auch Sorgen um den Arbeitsplatz, um die eigene Gesundheit, um die der Kinder oder des Partners.

Stress spornt aber auch an

Stress hat jedoch nicht nur negative Seiten. Ein gesundes Maß an Anspannung und Anforderung im Alltag ist nötig, damit wir leistungsfähig und wach sind. Wir können besser auf Veränderungen reagieren, und Stress kann sogar helfen, einen Schritt weiterzukommen. Er ist die Würze unseres Lebens, wenn wir ihn positiv zu nutzen wissen. Er belebt, regt an und reißt uns aus der Routine des Alltags heraus. Meistens aber geht diese positive Seite des Stressgeschehens im Wirbel des Alltags verloren. Unsere schnelllebige Zeit lässt nur wenig Raum zum Krafttanken, Leistung und ununterbrochener Konkurrenzkampf stehen im Vordergrund. Damit wir aber trotzdem fröhlich, frei und gesund leben, ist ein beständiger Wechsel von Anspannung und Entspannung nötig. Wie Sie wieder zu mehr innerer und äußerer Ruhe finden und lernen können, nach Anspannungsphasen Zeiten der Muße und Stille zu pflegen, lesen Sie in den folgenden Abschnitten.

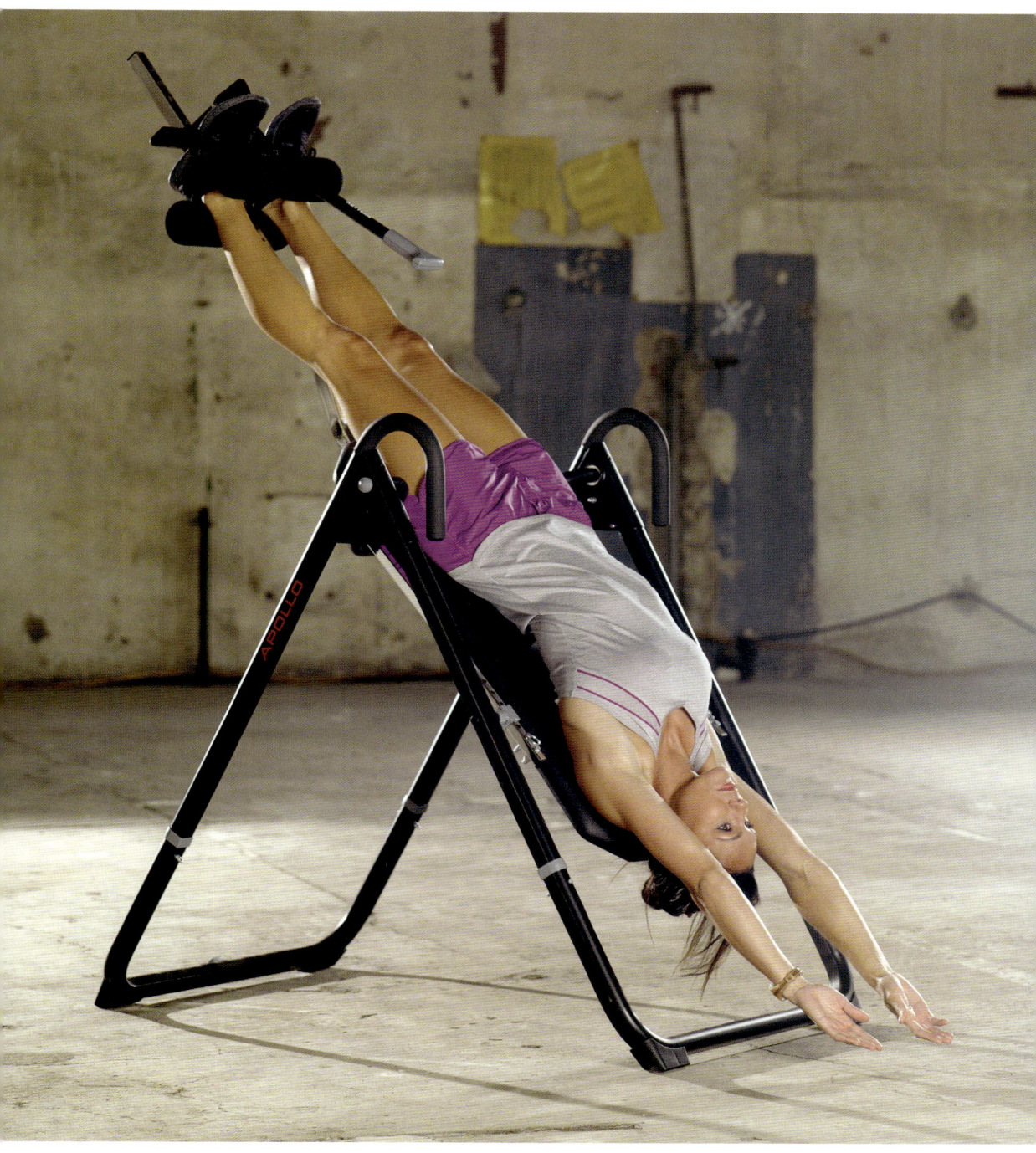

Fernöstliche Methoden: Yoga, Tai Chi und Meditation

Hatha-Yoga ist leicht erlernbar und hilft

Neben der indischen Heilkunst Ayurveda und dem chinesischen Taoismus ist Yoga eine der ältesten Wissenschaften, die sich mit dem Menschen in seiner Gesamtheit beschäftigt. Yoga hat seine Wurzeln in Indien und ist als Übungsweg seit mindestens 3500 Jahren überliefert. In der Tradition des Yoga ist eine sehr große und umfassende Menge an Wissen darüber angesammelt, wie Körper, Seele und Geist des Menschen strukturiert sind und wie man alle drei wieder miteinander in Einklang bringt.

Das bei uns im Westen am meisten verbreitete Yoga ist das Hatha-Yoga. Es wird in vielen Zentren gelehrt und eignet sich sowohl für Einsteiger als auch für Fortgeschrittene sehr gut. Gearbeitet wird mit Körperhaltungen (Asanas), Atemtechniken (Pranayama) und Meditation. Die Asanas verhelfen dem Körper zu mehr Elastizität, Kraft und Vitalität; die Atemübungen wiederum schulen den Geist in Konzentration und Achtsamkeit. Sie führen zu tiefer innerer Ruhe und Distanz zum Alltagsgeschehen.

Yoga in der Gruppe lernen

Es ist vor allem am Anfang empfehlenswert, ein- bis zweimal wöchentlich einen Kurs zu besuchen oder regelmäßig mit Erfahrenen zusammen zu üben. Das Erlernen der Asanas und des Pranayama in einer Gruppe bringt Spaß und motiviert zusätzlich. Kurse werden mittlerweile von fast allen Volkshochschulen und vielen Sportvereinen, aber auch in privaten Yoga-Instituten angeboten.

Da Yoga eine körperbetonte Entspannungstechnik ist, verhilft sie gerade kopfbetonten Menschen zu mehr Gelassenheit und innerer Ruhe. Um herauszufinden, ob Yoga etwas für Sie sein könnte, sollten Sie eine Schnupperstunde besuchen oder einen Wochenend-Workshop ausprobieren. So können Sie am besten beurteilen, ob Sie auch langfristig dabeibleiben und die Asanas regelmäßig üben wollen.

Fließende Bewegungen: Tai Chi

Tai Chi ist, ebenso wie Yoga, eine eher körperbetonte Entspannungstechnik, die ursprünglich aus China kommt und aus einer jahrtausendealten Tradition stammt. Der Legende nach soll ein taoistischer Mönch den Kampf zwischen einer Schlange und einem Kranich beobachtet haben. Das elegante und geschickte Ausweichen der Schlange vor den Angriffen des Kranichs inspirierte den Mönch, diese Form der Bewegungskunst zu entwickeln.

Tai Chi besteht aus einer Folge weicher, fließender Bewegungen, die oft mit einem in Zeitlupe ausgeführten Tanz verglichen werden. Sie gehen ohne Unterbrechung ineinander über, egal ob man sich vorwärts oder rückwärts bewegt oder eine bestimmte Stellung einnimmt. Wichtig dabei ist ein gleichmäßiger Atemfluss. Die Muskulatur wird im Laufe der Zeit entspannt, und die Gelenke werden beweglicher. Dies ist nötig, um den Energiefluss des Körpers, das sogenannte Chi, in Bewegung zu bringen. Muskel-

---

ENTSPANNUNGSTIPP

Profitieren Sie von den Wirkungen des Hatha-Yoga

Dass Yoga wirklich einen positiven Effekt auf Ihre Gesundheit hat, ist mittlerweile sogar wissenschaftlich belegt:

- Atemwege: Das Atemvolumen erhöht sich, sogar Asthmapatienten erfahren Besserung ihrer Beschwerden.
- Gelenke und Muskeln werden gestärkt, verkürzte Anteile gedehnt; auch Rückenbeschwerden können deutlich gelindert werden.
- Immunsystem: Die Anfälligkeit für Krankheiten wird reduziert, denn die Ausgeglichenheit, zu der Sie durch Yoga und Meditation finden, macht widerstandsfähiger gegen die alltäglichen Aufregungen – in der Ruhe liegt die Kraft.

verspannungen werden gelöst, die Körperhaltung verbessert sich, Energieströme im Körper werden angeregt und in Balance gebracht.

So angenehm wirkt Tai Chi

Die wunderbare Entspannungswirkung rührt vor allem von der Konzentration auf die langsame, bedächtige Ausführung der Bewegung her, die, verbunden mit einem erhöhten körperlichen Wohlbefinden, noch weit über das Training hinaus anhält. Tai Chi ist bestens geeignet für alle Altersstufen. Auch Menschen mit chronischen Erkrankungen oder Beschwerden des Bewegungsapparates profitieren erheblich von den jahrtausendealten sanften Übungsfolgen, die sehr vielfältig sind und Körper sowie Seele umfassen. Sie sorgen für innere Ausgeglichenheit und mehr Gelassenheit allgemein, sie verbessern das Körpergefühl und den Gleichgewichtssinn. Wer Tai Chi regelmäßig übt, erfährt außerdem eine Rhythmisierung von Atem und Herzschlag, eine Steigerung der körpereigenen Abwehrkräfte sowie eine Abnahme von Muskelverspannungen.

ENTSPANNUNGSTIPP

Lassen Sie alle Gedanken außen vor

Wählen Sie für Ihre Entspannungstechnik immer eine bestimmte Tageszeit aus, in der Sie ganz für sich sind und üben. Sorgen Sie dafür, dass Sie dabei nicht gestört werden. Lassen Sie alle Gedanken und Sorgen draußen vor der Tür. Im Lauf der Zeit wird Ihr Entspannungsritual zu einem festen Bestandteil Ihres Alltags. Es hilft Ihnen, schwierige Phasen mit buddhistischer Gelassenheit zu überstehen. Haben Sie Geduld mit sich und warten Sie nicht krampfhaft auf Fortschritte. Jede Entspannungstechnik ist gleichsam ein innerer Übungsweg, der auch Rückschläge beinhaltet, allmählich aber zu einem kostbaren Rückzugsort Ihres Lebens werden kann.

Auch die positiven Wirkungen bei Bluthochdruck und anderen stressbedingten Erkrankungen wie etwa Reizmagen, Schlafstörungen und Burn-out-Syndrom, müssen hier noch erwähnt werden.

Entsprechende Kurse bieten zum Beispiel Volkshochschulen oder spezielle Zentren für traditionelle chinesische Medizin an. Später können Sie die Übungen dann auch allein durchführen.

Im Jetzt leben: Meditation

Eine rein mentale Entspannungstechnik – im Gegensatz zu den bereits genannten körperlich orientierten Methoden – ist die Meditation. Jeder kann sie erlernen, unabhängig vom Alter oder Erfahrungsstand. Absoluten Anfängern empfehlen wir allerdings, in Sachen Entspannung zunächst mit einer Technik zu beginnen, die auch den Körper einbezieht, etwa der Progressiven Muskelrelaxation (siehe Seite 61f.), Yoga (siehe Seite 56) oder Tai Chi (siehe oben).

In der Meditation lernen Sie, bewusst im Augenblick anzukommen; Sie können abschalten und die Gegenwart genießen.

In fast allen Religionen und Traditionen – ob Buddhismus, Hinduismus, Christentum oder Islam – ist die Meditation als Kontemplationstechnik seit Urzeiten bekannt. Sie ist sozusagen so alt wie die Menschheit selbst. Wesentliches Ziel aller Meditationstechniken ist es, die Aufmerksamkeit auf das Hier und Jetzt zu lenken – eine in der heutigen Zeit schwer erscheinende Aufgabe. Die Zukunft oder die Vergangenheit prägen einen Großteil der Gedanken des Alltags und verhindern ein bewusstes Wahrnehmen und Genießen der Gegenwart.

Eine kleine Meditationsübung

Sie können überall meditieren, während eines Strandspaziergangs ebenso gut wie am Ufer eines sanft plätschernden Baches oder in einem Raum, in dem Sie die Intensität absoluter Stille in sich aufzunehmen vermögen. Die folgende Übung eignet sich sehr gut für den Einstieg und für jeden, der wissen will, was Meditation eigentlich ist: Sie brauchen keine bestimmte Körperhaltung einzunehmen, entspannen Sie einfach. Spazieren Sie in gleichmäßigem Tempo auf Ihrem Lieblingsweg, am besten in der freien Natur. Wenn Sie barfuß gehen, verbessert das Ihre Körperwahrnehmung. Meditation erfordert entspannte Aufmerksamkeit. Setzen Sie Ihre Schritte langsam und bewusst, achten Sie auf die Bewegung Ihrer Beine und den Kontakt Ihrer Füße mit dem Boden. Spüren Sie das Abrollen der Füße von den Fersen bis zu den Zehen. Spüren Sie den Weg unter sich genau. Wie fühlt er sich an? Ist er warm, kalt, moosig, bemerken Sie Gras oder Asphalt? Nehmen Sie alles aufmerksam wahr und bleiben Sie mit Ihren Gedanken beim Gehen, auch wenn Sie anfangs immer wieder den Impuls haben, abzuschweifen. Das wird sich mit der Zeit legen. Fangen Sie mit fünf Minuten an und steigern Sie diese Übung im Lauf der Zeit auf 15 bis 20 Minuten. Wenn Sie die Gehmeditation täglich machen, werden Sie erstaunliche Fortschritte verzeichnen.

Durch innere Bilder entspannen

Was Sie soeben erfahren haben, ist die einfachste Möglichkeit, Meditation zu erlernen. Sie erfordert aber gleichzeitig viel Geduld und Übung. Es gibt noch zahlreiche weitere Meditationsformen, deren Übungspraxis – je nach kulturellem Hintergrund – unterschiedlich aussieht.

Für viele ist auch die Vorstellung sogenannter innerer Bilder hilfreich. Versetzen Sie sich dazu an einen schönen Ort, den Sie z. B. aus dem Urlaub kennen. Oder denken Sie sich ein Bild aus, das Sie visualisieren, etwa einen Sonnenuntergang am Meer, das stille Ufer eines Bergsees oder den warmen Sand eines weiten Meeresstrandes.

Finden Sie heraus, was zu Ihnen passt und bei welchem Bild Sie sich am wohlsten fühlen. Wichtig ist auch hier, dass Sie zum Üben möglichst immer die gleiche Tageszeit wählen, in der Sie ungestört sind. Meditation können Sie in Kursen oder Wochenendworkshops erlernen. Dies empfiehlt sich vor allem, wenn Sie Anfänger sind. Denn zu Beginn werden immer wieder Fragen zur Technik und zum Umgang mit Gedankenströmen auftauchen, bei denen Ihr/e Meditationslehrer/in dann weiterhelfen kann.

MEDITATIONSTIPP
Die Aufmerksamkeit auf den Atem lenken

Wenn Sie Ihre Meditationstechnik regelmäßig üben und gut beherrschen, können Sie in Zeiten von großem Stress immer wieder kurz innehalten und sich auf Ihren Atem oder Ihr inneres Bild konzentrieren. Dem Gehirn wird damit eine Verschnaufpause signalisiert, und danach kehren Sie mit mehr Gelassenheit in den Alltag zurück.

Es ist empfehlenswert, gerade am Anfang die Aufmerksamkeit auf den Atem oder auf ein innerlich gesprochenes Wort, ein Mantra, zu richten. Bei der Konzentration auf den Atem spüren Sie immer wieder zum Atem hin; Sie nehmen das Ein- und Ausatmen sowie die Pause zwischen zwei Atemzügen aufmerksam wahr. Wollen Sie sich lieber auf ein Wort konzentrieren, dann wählen Sie eines, das Ihnen spontan einfällt und dessen Klang Sie beruhigt.

Entspannung durch harmonisierende Körperübungen: Pilates

Madonna schwört darauf, Cindy Crawford auch. Pilates ist in den letzten Jahren in Deutschland immer populärer geworden, obwohl es dieses Beweglichkeits- und Entspannungstraining schon seit 1920 gibt. Es ist von einem Deutschen, der in die USA auswanderte, erfunden worden. Joseph Pilates entwickelte sein Ganzkörpertraining für Menschen jeden Alters. Es erfordert keine besonderen Voraussetzungen. Die Übungen enthalten Elemente aus der funktionellen Gymnastik, gepaart mit Teilübungen aus dem klassischen Yoga, aus Ballett und Stretching.

Kraft und Beweglichkeit als Balance aus dem »Powerhouse«

Sehr viel Wert wird auf die Atmung gelegt, die alle Übungen begleitet. Eine besonders große Rolle bei Pilates spielt das sogenannte Powerhouse, eine Gruppe von Rumpfmuskeln, die funktionell zusammenhängen. Sie wird oft als »Kraftzentrum« bezeichnet. Bei der Arbeit mit dem Powerhouse geht es um das Kippen des Beckens nach hinten, so dass die Lendenwirbelsäule entlastet wird, gleichzeitig werden der Beckenboden angespannt und die Wirbelsäule aufgerichtet. Die Atmung fließt dabei ruhig weiter, so wie bei allen anderen Übungen auch.

Üben Sie vielleicht einen sitzenden Beruf aus? Gerade in diesem Fall kann Pilates eine wunderbare Entspannung für Sie sein.

Die Trainings-Methode nach Pilates eignet sich sehr gut, um erschlaffte Muskelpartien zu festigen. Vor allem die Muskulatur von Bauch und Rücken wird nachhaltig gekräftigt. Die Übungen an sich sind außerdem ein exzellentes Entspannungstraining. Die Konzentration auf Bewegungsabfolge und Atmung ermöglicht ein inneres Loslassen und bewusstes Wahrnehmen des eigenen Körpers. Verspannungen und vor allem Schmerzen im Bereich der Hals- und Lendenwirbelsäule werden langfristig gelindert oder sogar beseitigt.

Besserer Schlaf und mehr Ruhe

Die Effekte auf die Psyche sind bei regelmäßigem Üben ebenfalls sehr positiv. Viele Pilates-Anhänger berichten von einer höheren Schlafqualität, mehr innerer Ruhe und verbesserter Konzentration. Im Alltag ist eine stärkere Belastbarkeit spürbar. Sie lernen Pilates am besten unter fachkundiger Anleitung. Begleitend dazu gibt es hilfreiche Literatur (siehe Seite 138). Vielleicht können Sie sich zweimal

in der Woche je 30 Minuten Zeit nehmen, um eine Übungsfolge durchzuführen?

Pilates ist auch für ältere Menschen sehr gut geeignet, da es leicht zu erlernen ist und Altersbeschwerden wie Osteoporose und andere Gelenkprobleme nachhaltig und langfristig lindert. Es ist also nie zu spät, damit anzufangen.

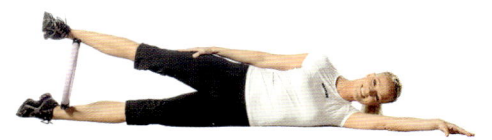

Der Pilates-Ring ist ein leichtes und effektives Trainingsgerät

Traditionell entspannen: mit Gymnastik ohne Schwitzen

Wer am liebsten bei Altbewährtem bleibt, der kann es mit der guten alten Gymnastik probieren. Schon zu Turnvater Jahns Zeiten haben Menschen jeden Alters zu Musik oder auch ohne klangliche Begleitung mit den Schultern gekreist oder Kniebeugen gemacht und sich dadurch fit gehalten. Wir meinen hier nicht die Gymnastik, die der Rhythmischen Sportgymnastik am Montagmorgen im Fernsehen ähnelt, uns geht es vielmehr um schlichte, einfach durchzuführende und wirkungsvolle Übungen, die von jedem erlernt werden können.

Ganz individuelles Training

Wenn Sie noch nie Gymnastik gemacht haben oder unter Gelenkproblemen leiden, sollten Sie sehr langsam mit dem Üben anfangen und sich dafür eventuell in die Obhut einer Physiotherapeutin oder eines Physiotherapeuten begeben. Diese/r findet schnell heraus, welche Übungen im Einzelnen für Sie geeignet sind, indem er Ihre Wirbelsäule und die großen

Gelenke vor der Aufnahme des Trainings begutachtet. Volkshochschulen und Krankengymnastik-Praxen bieten außerdem Kurse an, die speziell auf Ihre individuellen Bedürfnisse zugeschnitten sind.

Funktionelle Gymnastik eignet sich hervorragend, um den Körper fit zu halten und gleichzeitig Abstand vom Alltag zu bekommen, denn die Konzentration geht vom Kopf weg hin zum Körper. Grübeleien haben keinen Platz mehr. Mit der Zeit werden Sie außerdem ein noch besseres Gespür dafür entwickeln, was Ihnen gut tut und was nicht.

Ihr tägliches Gymnastikprogramm: So könnte es aussehen und so wirkt es auf Ihren Körper

Nehmen Sie sich mindestens dreimal in der Woche etwa 20 Minuten Zeit. Sie dürfen dabei Ihre Lieblingsmusik hören, aber auch die Stille genießen. Beginnen Sie mit einem sanften Warm-up, bevor Sie einzelne Muskelpartien dehnen und kräftigen: Sie können beispielsweise flott spazieren gehen, auf der Stelle laufen oder Trampolin springen. Wichtig ist, dass Sie sich mindestens fünf Minuten lang aufwärmen, denn sonst drohen Zerrung oder Muskelfaserriss. Wählen Sie dann zum Üben am besten eine bequeme, weiche Matte; ein zu harter Untergrund kann nämlich Rückenschmerzen und Verspannungen verursachen.

Dann legen Sie los: Trainieren Sie vor allem die Schulter- und Nackenpartie, die Bauch- und Rücken-

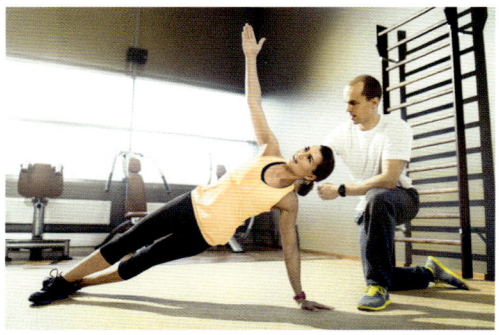

muskulatur sowie die Beine. Führen Sie abwechselnd Dehn- und Kräftigungsübungen durch; jede Übung sollte etwa zehnmal wiederholt und jede Körperseite zweimal geübt werden. Mit der klassische Gymnastik kräftigen Sie zahlreiche Muskelbereiche, beseitigen muskuläre Dysbalancen und lindern Verspannungen. Sie reduzieren Ihr Osteoporose-Risiko und wirken Rückenbeschwerden entgegen – vorausgesetzt, Sie achten auf rückengerechte Bewegungen. Zudem werden Sie merken, dass Sie sich im Alltag wieder besser konzentrieren können und insgesamt gelassener werden.

Übrigens: Wenn Sie sehr wenig Zeit haben, dann ist auch schon eine tägliche Morgen- und Abendgymnastik von jeweils zehn Minuten sehr effektiv.

Für Körper und Seele: Autogenes Training

Das Autogene Training (AT) wurde zu Beginn der 1930er-Jahre von dem Berliner Nervenarzt Professor Johannes Heinrich Schultz (1884–1970) aus der Hypnose entwickelt. Dieser teilte es ursprünglich in zwei Phasen ein: Die Unterstufe, heute Grundstufe genannt, dient vor allem der Entspannung, der Vorbeugung von Krankheiten und der Linderung von Beschwerden. In der Oberstufe geht es um vertiefte Selbsterkenntnis und Charakterbildung.

Vor allem das Training der Grundstufe ist weit verbreitet. Das AT hilft bei der Stressbewältigung sowie gegen Schlafstörungen, es kommt zudem zur Prophylaxe und Therapie der Zeitkrankheit »Burnout-Syndrom« zum Einsatz. Auch bei gravierenden seelischen Schwierigkeiten wie Depressionen oder Angststörungen kann es eine Psychotherapie wirkungsvoll unterstützen.

Viele positive Wirkungen

Körperliche Effekte des Autogenen Trainings sind beispielsweise die Linderung von allgemeiner Verspannung, Nackenbeschwerden und Spannungskopfschmerzen. Auch ständig kalte Hände und

Füße profitieren von den Formeln. Bei chronischen Erkrankungen wie etwa Asthma bronchiale kann das AT die Häufigkeit und die Schwere der Anfälle mildern; Schmerzpatienten erfahren Abstand zu ihrem Leiden und finden zu mehr innerer Ruhe. In verschiedenen Untersuchungen konnte gezeigt werden, dass Bluthochdruckpatienten bei regelmäßiger Anwendung des Autogenen Trainings mit weniger Medikamenten auskommen.

Wie kann man das Autogene Training lernen?

Das Autogene Training ist eine hervorragende Selbsthilfe- und Schnellentspannungsmethode, die Sie zunächst in einem Kurs erlernen sollten. Psychologen, Ärzte, Krankenkassen und Volkshochschulen bieten einen entsprechenden Unterricht an. Vorsicht, wenn Sie an einer akuten psychischen Erkrankung leiden! In diesem Fall sollten Sie vorher Ihren Hausarzt um Rat fragen.

Im Grundkurs lernen Sie sechs Übungsprogramme kennen, die Ihnen helfen, anhand einfacher, formelhafter Sätze loszulassen. Damit schaffen Sie sich Ihre eigenen Erholungsinseln im stressigen Alltagstrubel, denn Sie können die Formeln in Momenten der Hektik nutzen, um sich kurz auszuklinken und Kraft zu tanken. Sie spüren, wie Sie innerlich wieder zur Ruhe kommen und Ihnen der Alltagsstress nicht mehr so viel anhaben kann. Anfangs sollten Sie die Übungen, parallel zum Kurs, mindestens einmal am Tag zu einer bestimmten Tageszeit allein durchführen. Die Gelassenheit, die Sie im Autogenen Training lernen, macht sich dann auch bald in Ihrem täglichen Leben bemerkbar.

Leicht durchzuführen: Progressive Tiefmuskelentspannung

Körperbetonter und damit gut geeignet für Dauergrübler, Kopflastige und Anfänger ist die Progressive Tiefmuskelentspannung oder Progressive Muskelrelaxation (PMR) nach Jacobson. Der Arzt und Physiologe Edmund Jacobson (1885–1976) erfand diese effektive und leicht zu erlernende Entspannungstechnik im Jahre 1928. Er stellte fest, dass die Anspannung der Muskulatur häufig mit Unruhe, Angst und psychischer Spannung gekoppelt ist. Die Methode, die auf der bewussten An- und Entspannung verschiedener Muskelgruppen basiert, hinterlässt bei regelmäßigem Üben positive Wirkungen auf Körper und Seele.

Tiefer Entspannungseffekt

Zahlreiche Studien weisen eine Wirksamkeit bei Krankheitsbildern nach, bei denen Anspannung und Angst eine zentrale Rolle spielen, etwa bei Depressionen, Phobien oder Panikattacken. Auch Schmerzpatienten profitieren erheblich, denn Ziel der PMR ist eine frühzeitige Wahrnehmung von muskulären Spannungszuständen und deren aktive Verminderung. Durch die Anwendung der Methode sinken

TIPP ZUR ENTSPANNUNG MIT AUTOGENEM TRAINING

Die wichtigsten Formeln aus der Grundstufe

Diese Sätze, fünf- bis sechsmal wiederholt, helfen bei der Entspannung:

- Ruheformel: »Ich bin ganz ruhig.« Die Formel wird anfangs sechsmal, dann ein- bis sechsmal zwischen den anderen Formeln gedacht.
- Schwereformel: »Mein rechter (linker) Arm ist ganz schwer.« Später kommen die Beine dazu.
- Wärmeformel: »Mein rechter (linker) Arm ist warm.« Später kommen die Beine dazu.
- Atemformel: »Es atmet mich.« Oder: »Es atmet in mir.«
- Herzformel: »Mein Herz schlägt ganz ruhig und gleichmäßig.«
- Leibesformel: »Mein Sonnengeflecht (mein Bauch) ist strömend warm.«
- Stirnformel: »Meine Stirn ist angenehm kühl.«

Muskeltonus, Herz- und Atemfrequenz sowie der Blutdruck. Außerdem werden Schultern, Nacken und der Bereich der Lendenwirbelsäule gelockert. Sehr häufig profitieren Menschen mit Schlafstörungen, Migräne-Patienten oder Menschen mit Fibromyalgie von den Übungen.

So funktioniert die Tiefmuskelentspannung

Bei der Jacobson'schen Methode werden nacheinander einzelne Muskelgruppen für etwa fünf bis zehn Sekunden angespannt und anschließend für 30 bis 40 Sekunden völlig locker gelassen. Dabei soll die/der Übende die Veränderungen beim Wechsel von der An- zur Entspannung genau wahrnehmen und lernen, ein Bewusstsein für Anspannungsmomente im Alltag zu bekommen. Wer durch regelmäßiges Üben der PMR gelernt hat, Anspannung im Körper besser zu spüren, kann ihr rascher und effektiver begegnen und sich damit kleine Ruheinseln im Alltag schaffen.

Anfangs benötigen Sie täglich eine halbe Stunde Zeit für die Übungen. Später erzielen Sie schneller einen Entspannungseffekt.

Auch die Progressive Muskelrelaxation lernen Sie am besten in Kursen, die von Volkshochschulen, psychologischen Praxen oder Ärzten angeboten werden. Ergänzend gibt es zahlreiche Bücher und CDs für Fortgeschrittene.

Eine kleine Tiefmuskelentspannungs-Übung

Lenken Sie für einen Moment Ihre Aufmerksamkeit zu Ihren Schultern und Ihrem Nacken hin. Haben Sie sie hochgezogen, sind sie verspannt?
Vielleicht nehmen Sie jetzt erst einmal noch nichts wahr. Bleiben Sie dennoch mit Ihrem Bewusstsein dort. Ziehen Sie nun langsam die Schultern bis zu den Ohren hoch und bauen Sie im Nackenbereich Spannung auf. Halten Sie diese Spannung für etwa

> **TIPP**
>
> **Entspannen Sie zwischendurch auch mal Ihre Augen**
>
> Diese Sätze, fünf- bis sechsmal wiederholt, helfen bei der Entspannung:
> Sie sitzen aufrecht auf einem Stuhl oder liegen auf einer Matte.
> Schließen Sie die Augen; bewegen Sie die Augäpfel nach links und zählen Sie dabei innerlich bis drei – dann wieder loslassen.
> Nun bewegen Sie die Augäpfel nach rechts und zählen innerlich bis drei – dann wieder loslassen.
> Ihr Atem fließt ganz ruhig und gleichmäßig – ein und aus.
> Jetzt blicken Sie nach unten und zählen innerlich bis drei – dann wieder loslassen.
> Nun schauen Sie nach oben und zählen innerlich bis drei – dann wieder loslassen.
> Abschließend dürfen Ihre Augen ausruhen ...

sieben Sekunden. Atmen Sie dabei ruhig ein und aus. Dann lassen Sie die Schultern abrupt fallen und bemerken die Lockerung der Muskulatur. Vielleicht können Sie jetzt wahrnehmen, dass Ihre Schultern nicht mehr (unbewusst) hochgezogen sind. Genießen Sie die bewusste Entspannung und Lockerung Ihres Nackens für etwa eine halbe Minute, seien Sie ganz präsent im Augenblick. Diese Übung eignet sich besonders für Menschen, die viel sitzen und am Bildschirm arbeiten.

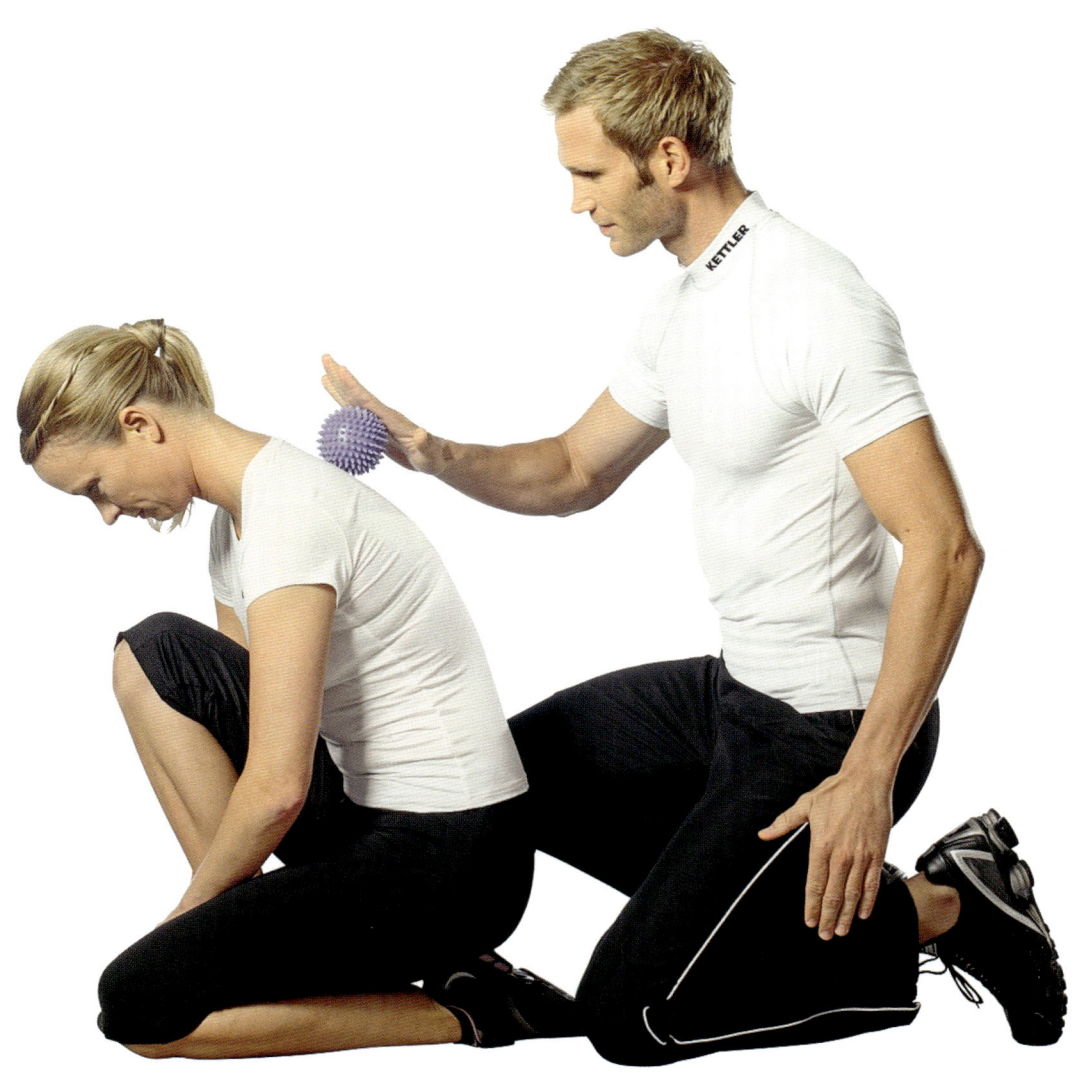

Die Entscheidung, ein Home-Fitness-Gerät zum (hoffentlich) regelmäßigen Bewegen oder Trainieren zu erwerben, ist eine bedeutende, da sie in der Regel für einen längeren Zeitraum getroffen wird. Wenn der zur Verfügung stehende Raum und/oder die finanziellen Mittel begrenzt sind, wird man sich mit diesem Gerät und den damit möglichen Übungen begnügen müssen. Unglücklicherweise verletzt man damit bereits mehrere Trainingsprinzipien (oder vielleicht sollte man einfacher sagen: menschliche Instinkte), und daher wollen wir Ihnen in diesem Kapitel ein wenig Hilfestellung geben, wie es Ihnen gelingt, am wenigsten gegen das menschliche Naturell anzukämpfen – umso leichter wird Ihnen dann das Training fallen.

Gut informiert - richtig auswählen

Häufig ist davon die Rede, dass wir eine Informationsgesellschaft sind. Aber nicht die pure Präsenz der rund um die Uhr zur Verfügung stehenden Information z. B. in Form des Internets, TV oder Zeitschriften ist Garant der Information. Der Grad der Informiertheit ist nicht zuletzt von der Qualität der Information und von der Fähigkeit abhängig, diese Information aufzunehmen und zu verstehen. Dieses Buch soll Ihnen eine zuverlässige Quelle sein, auch mit Hintergrundinformationen, die Ihnen helfen können, Informationen Dritter besser zu verstehen, ihren Wahrheitsgehalt zu überprüfen und die Sie in den eigenen Entscheidungsprozess mit einzubeziehen können.

Der Fachhandel als Quelle von Informationen

Jeder Einzelne hat in seinem Leben unterschiedliche Erfahrungen mit der Qualität von Verkaufsgesprä-

chen im Fachhandel gemacht. Dies betrifft sicherlich auch die Situation im Sportfachhandel: Die Qualität der Beratung bei Home-Fitness-Geräten ist sehr unterschiedlich.

Aber eine saubere Verkaufsfläche mit aktuellen Geräten (Gegencheck auf der Internetseite des Herstellers) und keine äußerlich erkennbaren Beschädigungen sind Anzeichen dafür, dass dieser Händler den Verkauf von Fitnessgeräten »ernst nimmt«. Sollten dann noch sämtliche Geräte im gebrauchsfertigen Zustand ausgestellt sein, dann steht dem Verkaufsgespräch eigentlich nur noch wenig entgegen. Und im Idealfall findet man dann noch einen Verkaufsberater vor, der der eigentlichen Gerätepräsentation die richtigen Fragen voranstellt und jedes Gerät »ohne viel Probieren« in Gebrauch nehmen kann.

Der Hersteller als Quelle von Informationen

Natürlich hat jeder Hersteller ein Interesse am Verkauf seiner Produkte. Er wird also auf seinen Internetseiten und in seinen Verkaufsprospekten die Vorzüge und Ausstattungen seiner Geräte herausstellen und weniger Gewicht auf Schwachstellen oder Probleme legen.

In einigen Bereichen hat sich sogar eine Tendenz zu »nicht ganz richtigen« Informationen gebildet. So werden ganze Heerscharen von Laufbändern mit

TIPP

Achten Sie darauf, dass die Geräte an der Stromversorgung angeschlossen oder mit Batterien ausgerüstet sind, Anzeigeinstrumente korrekt funktionieren und z.B. Pedale angeschraubt sind!

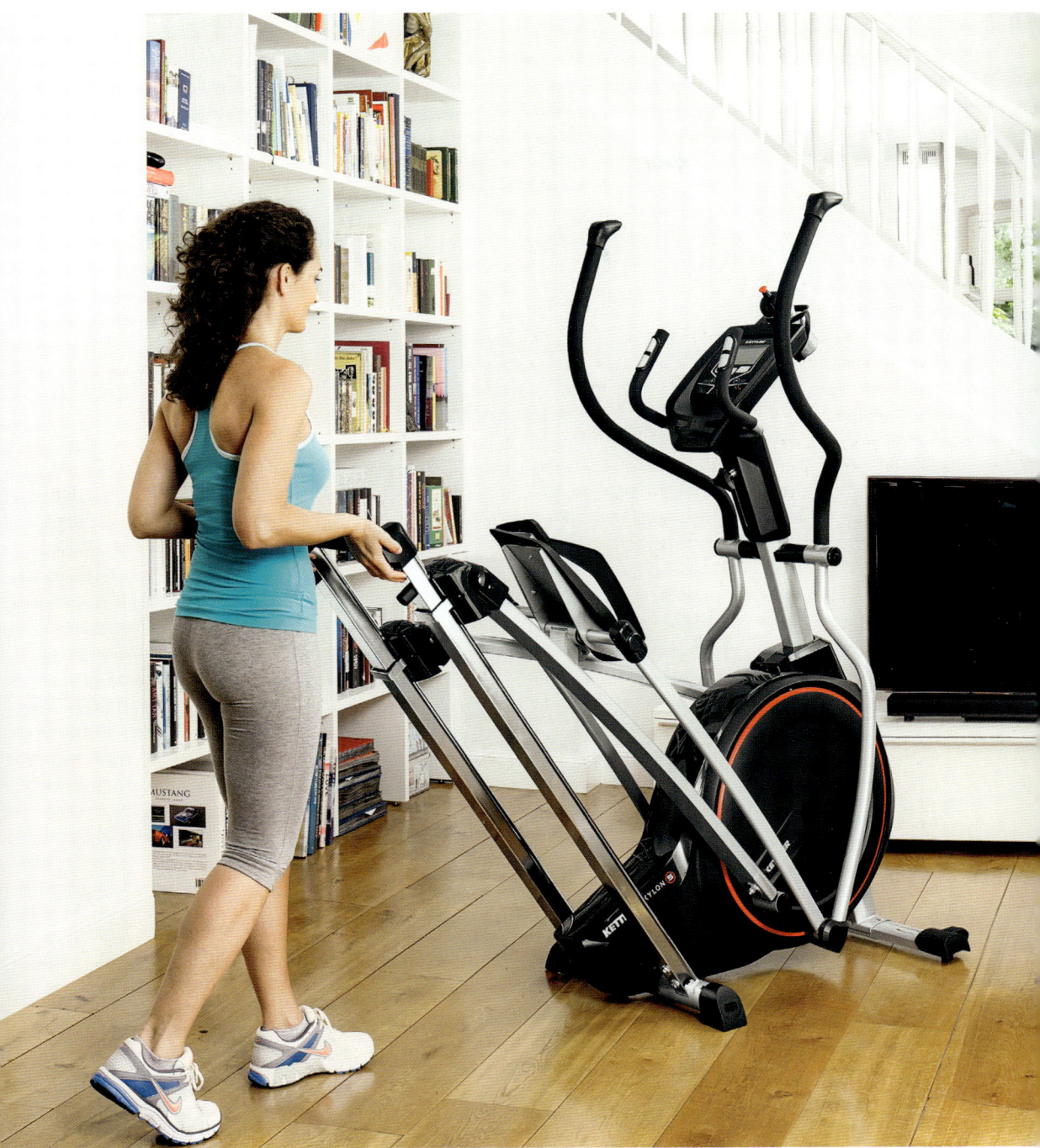

einer falschen Leistung beworben. Die Qualität eines Elektromotors zeigt sich nämlich keineswegs in einem Parameter wie der Spitzenleistung (angegeben in PS oder KW), sondern verschiedene Kennzahlen spielen dabei eine Rolle, und nicht zuletzt entscheidet der Wirkungsgrad des ganzen Geräts inklusive der gesamten mechanischen Konstruktion über die Leistung eines solchen Laufbands. Die Enttäuschung ist so häufig vorprogrammiert, und das Produkt hält einer regelmäßigen Benutzung nicht stand.

Leider wird von den Herstellern noch etwas häufig verschwiegen: Technische Güter, die einer regelmäßigen Benutzung unterliegen, müssen regelmäßig gewartet und Verschleißteile müssen ausgetauscht werden. Häufig genügt ein Blick in eine Gebrauchsanweisung, die von Qualitätsherstellern kostenlos zum Herunterladen auf der Internetseite bereitgestellt wird, um einen zukünftigen stolzen Geräteeigentümer über den erforderlichen Wartungs- und Pflegeaufwand zu informieren. Für eine dauerhafte Freude am Gerät ist dies aber unumgänglich.

Der Mensch ist ein Gewohnheitstier

Um das richtige Gerät zu finden, kann es nicht schaden, etwas mehr über die erwähnten Instinkte und Gewohnheiten des Menschen sowie über bestimmte Trainingsprinzipien zu erfahren.

Bewegungsarmut – häufiger etwas volkstümlich als »Faulheit« bezeichnet – ist ein solcher Instinkt. Und solange der Nahrungserwerb für den Menschen mühsam, gefährlich und körperlich anstrengend war, machte dieser Instinkt auch Sinn. Man sparte so Energie ein und konnte sich dem Kraftakt des

Nahrungserwerbs länger entziehen. Mit der Industrialisierung und der immer schneller fortschreitenden Technisierung steht der Nahrungserwerb in keiner direkten Verbindung mehr mit körperlicher Anstrengung (von hochrühmlichen Ausnahmen wie dem Postboten einmal abgesehen). Man muss dem Huhn, das man essen will, nicht hinterherlaufen und auch nicht das Feld, dessen Früchte man ernten will, selbst bestellen. Nahrungserwerb heute ist deutlich einfacher. Seien es 8 Stunden Bildschirmarbeit oder eine mehrstündige Fahrt im Auto, um einen Kunden zu besuchen – häufig kommt der Mensch ohne körperliche Bewegung aus, um sich das Geld zu beschaffen, um Nahrungsmittel zu erwerben. Stellen Sie sich also darauf ein, dass das Workout auf Ihrem Home-Fitness-Gerät häufig mit Ihrem Instinkt der Faulheit konkurrieren wird und Sie Ihren »inneren Schweinehund« überwinden müssen.

Nicht gegen Instinkte ankämpfen, sondern sie sich zunutze machen

Sicherlich haben Sie auch keine Lust, vor jedem Workout einen längeren Dialog mit Ihrem inneren Schweinehund zu führen. Wie wäre es also, wenn Sie sich eine andere menschliche Eigenschaft zunutze machen würden, nämlich »die Macht der Gewohnheit«.

Sollte sich nämlich Ihr Bewegungs- oder Trainingsprogramm in Ihrem Tagesablauf erst einmal etabliert haben, wird es Ihnen fehlen, wenn Sie es aus »nichtigem« Grund ausfallen lassen. Und genauso wenig, wie es Ihnen Recht ist, eine Verabredung mit einem Freund, Geschäftspartner oder der Familie ausfallen zu lassen, werden Sie Ihre Verabredung mit Ihrem

TIPP

Bedenken Sie vor dem Erwerb eines Geräts den zukünftigen zusätzlichen Wartungs- und Pflegeaufwand. Je häufiger Sie das Gerät benutzen, umso höher ist dieser Aufwand. Aber lassen Sie deswegen bitte keine Trainingseinheit aus!

INFO

Die Alltagsbewegung hat sich in den USA mittlerweile auf 500 Schritte täglich reduziert. In den 1960er Jahren waren noch mehr als 8000 Schritte pro Tag üblich.

Home-Fitness-Gerät ausfallen lassen. Feststehende Termine helfen Ihnen dabei. Wie wäre es also, die allabendliche 30-minütige Nachrichtensendung jeden Abend mit einem genauso langen Workout zu verbinden?

Zwei wichtige Strategien

- **Setzen Sie sich Ziele und bleiben Sie realistisch.**
  Sich Ziele zu setzen, ist ein hervorragender Ansatz, um über einen langen Zeitraum die Motivation hochzuhalten. Aber seien Sie realistisch im Setzen Ihrer Ziele! Diese müssen immer erreichbar sein, auch wenn sie nicht immer erreicht werden. Unrealistische Trainingsziele haben im besten Fall keinen Einfluss auf die Motivation, weil Sie schon im Vorfeld als unrealistisch disqualifiziert worden sind. Im schlechteren Falle führen sie aber im Gegenteil zur Demotivation des Sporttreibenden.

  Wie kann man aber als »Unwissender« oder »Neueinsteiger« realistische Trainingsziele formulieren? Erfahrungen können dabei helfen, und wenn Sie keine eigenen Erfahrungen haben, suchen Sie sich Bekannte oder Freunde, fragen Sie Arbeitskollegen oder Experten wie Trainer oder Sportmediziner.

  Auch einfache »umfangsbezogene« Ziele am Anfang können Ihnen helfen. Formulieren Sie z. B. einfach das Ziel, 20 km pro Woche zurückzulegen, und stellen Sie sich selbst frei, ob Sie dies an 1, 2, 3 oder 7 Tagen schaffen wollen. Wenn Sie dann die ersten Ziele erreicht haben, werden Sie anspruchsvoller und nutzen Ihre bereits gemachten Erfahrungen. Sicherlich sind Sie nach wenigen Wochen Training noch kein Experte, Sie sind aber auch kein »Unwissender« mehr und haben in diesen Wochen schon viel über Ihren Köper und Ihre Leistungsfähigkeit gelernt.

- **Suchen Sie sich Mitstreiter.** Nicht jeder wird die räumlichen oder finanziellen Mittel zur Verfügung haben, einen Trainingsraum für mehrere Personen einzurichten. Fast jeder wird allerdings zugeben müssen, dass es ihm schwerer fällt, eine Verabredung zum gemeinsamen Sporttreiben abzusagen als die Verabredung mit dem berühmten »inneren Schweinehund«.

  Aber Home Fitness muss heute nicht mehr verborgen in der stillen Kammer stattfinden. Nutzen Sie also moderne soziale Plattformen und sprechen Sie über Ihr Training. Natürlich ist Ihnen freigestellt, ob Sie dort über jedes Training berichten oder nur über das Erreichen bestimmter Meilensteine (»Geschafft. 10 km unter 1 Stunde. Das war jetzt das erste Mal, dass ich 10 km in weniger als 60 Minuten gelaufen bin.«). Und wem diese moderne Art der Kommunikation nicht zusagt, der kann auch ganz herkömmlich mit Arbeitskollegen und Freunden über seine Trainingsfortschritte sprechen.

  Ein sehr interessanter Ansatz wird auch von verschiedenen Apps wie z. B. »runtastic« geboten. Hier können viele sportliche Aktivitäten in einen Trainingskalender eingetragen werden. Neben der Anzeige im persönlichen Bereich können diese auch automatisch mit einem Kommentar versehen und auf die populären sozialen Plattformen wie Twitter oder Facebook hochgeladen werden.

TIPP

»Mens sana in corpore sano« (»Ein gesunder Geist wohnt in einem gesunden Körper«) hieß es schon zu Zeiten der alten Römer, aber haben Sie gewusst, dass Sie durch gleichzeitige körperliche Arbeit Ihre kognitive Merkfähigkeit steigern können? Machen Sie die Probe aufs Exempel und trainieren Sie während einer Nachrichtensendung – wie viele der Meldungen können Sie nachher wiederholen?

Ausdauer oder Kraft?
Am besten beides!

Haben Sie sich auch schon einmal gefragt, wie scheinbar dieselben Bewegungen einerseits zum Krafttraining und andererseits zum Ausdauertraining dienen sollen. Wo ist der Unterschied zwischen dem Ruderzug an der Trainingsstation und dem Rudergerät?

Zum Glück ist die Sache viel einfacher, als Sie vielleicht glauben, denn ein Muskel kennt nur zwei Zustände: Entspannung und Anspannung. Die Anspannung eines Muskels wird zum Training benötigt, und zwar gleichermaßen zum Ausdauer- wie auch zum Krafttraining.

Was macht aber dann den Unterschied? Es ist das Maß der Anspannung, in der englischsprachigen Fachliteratur auch gern als »time under tension« bezeichnet. Sollte die Muskelspannung nämlich so hoch gewählt sein, dass es innerhalb der einzelnen Muskelzelle, genauer gesagt der einzelnen Muskelfaser, zu einer strukturellen Verletzung (Mikrotrauma) kommt, ist eine Grundbedingung des Krafttrainings erfüllt. Die Muskelfaser ist nämlich gezwungen, diesen Schaden nicht nur zu beseitigen (Reparaturmechanismus), sie wird ihn auch überkompensieren und durch den Einbau von zusätzlichen Proteinsträngen eine Strukturverbesserung erzeugen, um somit künftigen Verletzungen dieser Struktur vorzubeugen. Dieser Effekt ist dann langfristig auch äußerlich sichtbar: Es kommt zu einem Dickenwachstum des entsprechenden Muskels (Hypertrophiemechanismus).

Aber bedenken Sie bitte, dass ein solcher mehrphasiger Mechanismus Zeit und »Baumaterialien« (Nährstoffe) braucht. Sie sollten daher nach jedem Krafttraining Ihrem Muskel zwei bis drei Tage Zeit zur Regeneration geben. Zudem sollten Sie bedenken, dass nach neuesten Untersuchungen idealerweise zum Zeitpunkt des Trainings bzw. unmittelbar danach Proteine ausreichend vorhanden sein sollten. Eine eiweißreiche Kost ist daher unumgänglich und eine entsprechende Nahrungsergänzung mit Proteinen

oder Aminosäuren (Grundbausteine der Proteine) durchaus zu empfehlen. Der Eiweißbedarf dafür geht über die allgemein empfohlene Tagesmenge hinaus. Sie sollten mindestens 2–3 g Eiweiß pro Kilogramm Körpergewicht zu sich nehmen. Um solche Strukturveränderungen auszulösen, muss die Anspannung sehr hoch sein, nur wenige Wiederholungen der jeweiligen Bewegung sind möglich (3–6), andernfalls sollte eine höhere Last gewählt werden.

Ausdauertraining basiert auf derselben Anspannung der Muskelfaser, funktioniert aber grundlegend anders. Hier sollte das Maß der Anspannung so gewählt werden, dass es nicht zu den oben beschriebenen Mikrotraumen kommt. Vielmehr muss es durch immer wiederkehrende Anspannung des Muskels zu einer Unterversorgung mit Sauerstoff kommen. Diese Unterversorgung führt zu den besonderen strukturellen Anpassungen eines Ausdauertrainings, angefangen von einer verbesserten Kapillarisierung des Muskels über eine verbesserte Transportkapazität des Blutes (Hämoglobingehalt) und des Muskels (Myoglobingehalt) bis hin zu einer Vermehrung und Vergrößerung der Mitochondrien, die im Muskel für die oxidative (d.h. auf Sauerstoff basierende) Energiebereitstellung zuständig sind. Aber auch beim Ausdauertraining sind bestimmte Grundsätze einzuhalten: eine Regeneration von 1–2 Tagen bzw. 24–48 Stunden und eine ausgewogene Ernährung mit ausreichend Proteinen. Obwohl mit vielen Trainingsgeräten sowohl Kraft- als auch Ausdauertraining möglich ist und allein die Form der Belastung im Endeffekt entscheidet, in welche Richtung die Anpassungsmechanismen des Muskels wirken, besitzen viele Geräte eine spezifische Ausrichtung. Die üblicherweise in Ausdauergeräten eingesetzten Wirbelstrombremsen können prinzipbedingt keine Widerstände erzeugen, die selbst bei einigermaßen Untrainierten zu Mikrotraumen der Muskulatur führen. Krafttrainingsgeräte mit ihren Seilführungen, Rollen oder Kugellagern halten dagegen den häufigen Wiederholungen eines Ausdauertrainings nicht stand, und Sie werden bei dieser

Art der Verwendung einen erhöhten Wartungs- und Reparaturaufwand erzeugen.

Auch andere Paradigmen haben sich in der Sportmedizin in den vergangenen Jahren stark verändert. Während viele Jahre lang ausschließlich Ausdauertraining für die sogenannte Fettverbrennung (Fatburning) und damit eine Gewichtsreduktion empfohlen wurde, weiß man heute, dass ein prinzipiell höherer Anteil von Muskelmasse am gesamten Körpergewicht und ein damit verbundener höherer Energieruheumsatz ebenfalls ein vielversprechender Ansatz ist. Auch das sogenannte Cardiotraining, das viele Jahre ausschließlich als Ausdauertraining ausgeführt wurde, enthält heutzutage auch Krafttrainingseinheiten. Nicht nur bei Herz-Kreislauf-Krankheiten, sondern auch bei anderen Krankheitsbildern ist moderates Krafttraining im Vormarsch: So zeigen neueste Studien für Diabetes II Erfolge durch Vergrößerung der Muskelmasse, und bei Patienten mit bestimmten Krebserkrankungen konnte der einhergehende Muskelschwund (Tumorkachexie) erfolgreich verringert werden.

Wer die Wahl hat, hat die Qual

Sowohl Ausdauertraining als auch Krafttraining sind gesund und besser als Nichtstun und Bewegungsarmut. Für den Bewegungsmuffel bzw. Untrainierten eignen sich eventuell eher Ausdauergeräte, die einen einfachen, kontinuierlichen Bewegungsablauf auf vorbestimmten Bewegungsbahnen ermöglichen, als Einstiegsgeräte. Fahrrad- bzw. Trainingsergometer (Heimtrainer) sind typische derartige Geräte. Die Bewegung des Fahrradfahrens ist eventuell noch aus Kindertagen bekannt, und durch die sitzende Körperhaltung sowie das Fehlen einer Flugphase eignet sich die Bewegung auch bei Übergewicht oder leichten Problemen mit den Gelenken der unteren Extremität. Sollte man mit diesem Gerät bereits viele Wochen trainiert haben und sich der innere Schweinehund dann mit dem Schlagwort »langweilig« zu Wort melden, kann das Training durch eine schwie-

rigere (komplexere) Bewegungsform und ein zusätzliches Krafttraining ergänzt oder abgelöst werden.

Langeweile

Der »innere Schweinehund« ist wohl das am häufigsten benutzte Wort der ewigen Kritiker von Home Fitness. Und ganz ist die Kritik nicht von der Hand zu weisen. Immer wiederkehrende Bewegungswiederholungen, der immer gleiche Blick aus demselben Fenster und eine insgesamt wenig anspruchsvolle Bewegung sind geradezu ideale Voraussetzungen für Langeweile. Sie können nun täglich den Standort des Geräts und damit den Blick aus dem Fenster verändern, und die Nachrichtensendung, die Sie während des Trainings schauen, ist sowieso täglich eine andere, aber das Grundgefühl der Langeweile wird sich so dauerhaft kaum vermeiden lassen. Sie werden eine alternative Bewegung benötigen, die idealerweise andere oder mehr Muskelgruppen anspricht.

In der nachfolgenden Aufstellung der Geräte wird auch die Komplexität der Bewegung bewertet. Dabei befolgen wir das alte Prinzip: vom Leichten zum Schwierigen. Sie finden also zuerst die Geräte, die besonders leicht zu erlernen sind, aber wenig Variabilität in der Bewegung ermöglichen. Die Kraftstationen, die eine hohe Übungsvariabilität (verschiedene Bewegungen für verschiedene Muskelgruppen) und aufgrund von sogenannten ungeführten Bewegungen ein hohes Maß an Bewegungsvariabilität selbst

TIPP

»Variatio delectat« (»Abwechslung erfreut«) sagten die alten Römer, und das gilt auch für das Bewegungstraining. Selbst eine einfache Bewegung wie Fahrradfahren kann durch unterschiedliche Trittgeschwindigkeiten, den Einsatz von Klickpedalen, mit zusätzlich einsetzbaren Muskelgruppen oder durch unterschiedliche Oberkörperhaltungen variabel gestaltet werden.

ermöglichen, finden Sie am Schluss dieses Kapitels. Die Informationen über die unterschiedlichen Gerätetypen ermöglichen Ihnen den Vergleich und erleichtern die Entscheidung, welches Gerät zu Ihren Bedürfnissen passt.

Zuvor möchten wir Ihnen aber grundsätzliche technische Prinzipien und Grundlagenbegriffe sowohl für die Ausdauergeräte als auch für die Kraftgeräte erläutern.

Technische Grundlagen

Normgerecht

Für Sportgeräte hat das europäische Komitee für Normung (CEN) bereits in den 1990er Jahren die europäische Norm EN-957 für den gesamten europäischen Wirtschaftsraum für gültig erklärt. Diese Norm besteht aus dem Teil 1 mit den allgemeinen Grundlagen und den bislang von Teil 2 bis Teil 10 ausgeführten spezifischen Normenanforderungen für besondere Geräte. Die hier besprochenen Geräte folgen:

- Teil 2 (Krafttrainingsgeräte)
- Teil 4 (Krafttrainingsbänke)
- Teil 5 (Stationäre Trainingsfahrräder)
- Teil 6 (Laufbänder)
- Teil 7 (Rudergeräte)
- Teil 8 (Stepper, Treppensteiggeräte und Climber)
- Teil 9 (Ellipsentrainer)
- Teil 10 (Trainingsfahrräder mit starrem Antrieb oder ohne Freilauf).

Geräte, die diesen Normen entsprechen, werden in der Regel vom Hersteller mit einem Aufdruck gekennzeichnet (z. B. »Gerät entspricht der Norm 957 Teil 4« oder abgekürzt »Gerät entsprechend 957-4«). Leider gibt es keine vorgeschriebene und vereinheitlichte Symbolik, die diese Normenentsprechung oder -konformität kennzeichnet (anders als bei vielen anderen Produkten z. B. in Form der sogenannten CE-Kennzeichnung für Haushaltsgeräte nach EN 60335). Da aber viele Sportgeräte – in der Regel solche mit An-

zeigeelektronik – zugleich Haushaltsgeräte sind oder – im Falle der Laufbänder – auch der Maschinenrichtlinie entsprechen, werden Sie auch viele Sportgeräte mit aufgedruckter CE-Kennzeichnung finden.

Wichtig zu wissen ist: Normgerechte Geräte müssen zu keiner Zeit einen Nachweis führen, ob die Bewegung auf ihnen gut oder sogar gesund ist. Die Erfüllung der Norm bedeutet nur, dass man sich bei diesen Geräten einigermaßen darauf verlassen kann, dass schon bei der Entwicklung Gefahren- und Verletzungsquellen ausgeschlossen wurden und diese Geräte sicher sind. Trotzdem müssen Sie auch mit diesen Geräten sorgfältig umgehen und sie entsprechend der Gebrauchsanweisung benutzen und pflegen.

Die Norm 957 unterscheidet im Wesentlichen zwei verschiedene Verwendungsklassen, nämlich die Klassen H und S (die dritte Verwendungsklasse I ist für Benutzer mit Handicap, entspricht aber annähernd S), und drei verschiedene Genauigkeitsklassen, nämlich A, B und C. Sie werden also bei der Kennzeichnung des Geräts nach Norm 957 auch eine der möglichen Buchstabenkombinationen aus Verwendungs- und Genauigkeitsklasse finden.

- **Verwendungsklasse H:** Verwendung im Heimbereich. Auf der Suche nach Home-Fitness-Geräten werden Sie überwiegend Geräte dieser Verwendungsklasse finden. Solche Geräte werden beispielsweise mit einer 2,5-fachen Überlast in Bezug auf das zulässige Körpergewicht auf Bruch geprüft.
- **Verwendungsklasse S:** Verwendung im Studio, zulässig für berufsmäßige und/oder gewerbliche Verwendung. Dabei spielt es übrigens keine Rolle, ob Sie solche Geräte für eine Non-Profit-Organisation wie einem Verein anschaffen und dort ausschließlich Vereinsmitglieder trainieren sollen, also kein gewerblicher Gebrauch im landläufigen Sinn stattfindet. Es geht bei dieser Forderung darum, dass dieses Gerät von einer (natürlichen oder juristischen) Person für den

Gebrauch durch andere Personen betrieben wird. Solche Geräte werden beispielsweise mit einer 4-fachen Überlast in Bezug auf das zulässige Körpergewicht auf Bruch geprüft, und schnell wird deutlich, dass diese Geräte in der Regel nicht nur stabiler aussehen, sondern dies auch tatsächlich sind. Auch andere Prüfungen, z. B. die auf Dauerfestigkeit bei Laufbändern, sind deutlich strenger als in der Verwendungsklasse H. Insbesondere als ambitionierter Home-Fitness-Sportler sollten Sie sich sehr gut überlegen, ob nicht doch ein Gerät dieser Verwendungsklasse S das richtige für Sie ist. Denn z. B. ist der tägliche Laufbandgebrauch von mehr als einer Stunde (und der ist z. B. mit mehreren Familienmitgliedern schnell erreicht) typischerweise nicht das, was die Hersteller bei ihrer Entwicklung als Heimgebrauch zugrunde legen, und Sie müssen im Endeffekt mit einem erhöhten Wartungs- und Pflegeaufwand rechnen.

Die folgenden Genauigkeitsklassen werden unterschieden:

- **Genauigkeitsklasse A:** Hohe Genauigkeit. Tretkurbel-Trainingsgeräte (nach EN 957-5) dieser Genauigkeitsklasse besitzen z. B. eine Leistungsanzeige (Watt) und eine zulässige Abweichung von ±10 % (bzw. ±5 Watt bei Leistungsangaben unter 50 Watt). Leistungsstufen müssen kleiner als 10 Watt (bei 60 U/min) sein.
- **Genauigkeitsklasse B:** Mittlere Genauigkeit. Tretkurbel-Trainingsgeräte (nach EN 957-5) dieser Genauigkeitsklasse besitzen z. B. keine Leistungsanzeige (Watt). Stufen müssen mit ±25 % Genauigkeit reproduzierbar sein.
- **Genauigkeitsklasse C:** Geringe Genauigkeit. Tretkurbel-Trainingsgeräte (nach EN 957-5) dieser Genauigkeitsklasse besitzen z. B. keine Leistungsanzeige (Watt). Der Widerstand muss verstellbar sein.

Schwungscheibe/Schwungmasse

Viele Trainingsgeräte kennen Schwungscheiben als essenziellen Teil ihres Widerstands. Fast ausschließlich findet man diese in Tretkurbel-Trainingsgeräten nach Teil 5 oder 10 der EN 957, aber auch Geräte nach Teil 9, 8 oder 7 besitzen – in abnehmender Häufigkeit – rotierende Schwungmassen. (Streng genommen besitzen auch Laufbänder nach Teil 6 Schwungmassen, die allerdings den Gleichlauf des aktiven Motors verbessern.)

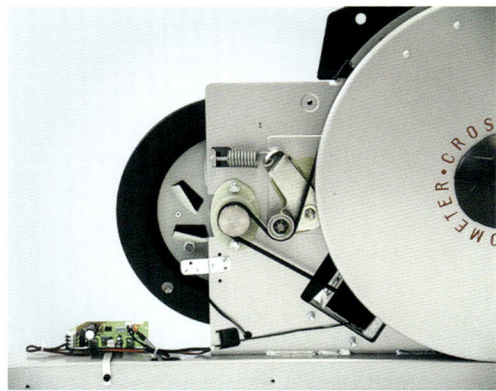

Schwungscheibe des Ergometer X7

Da die Norm in Bezug auf die Schwungscheiben nicht ihre Masse festlegt, sondern von deren Trägheit spricht, soll der Unterschied hier kurz deutlich gemacht werden. Die Herstellerangaben beziehen sich häufig auf deren Masse (landläufig physikalisch nicht ganz korrekt auch als Gewicht bezeichnet), insbesondere wenn der Hersteller hochwertige, schwere Schwungmassen einsetzt. Die Norm EN 957 betrach-

TIPP
Probieren geht über Studieren, und das gilt auch bei der Auswahl des richtigen Trainingsgeräts. Vergleichen Sie also Geräte mit unterschiedlichen Schwungmassen und entscheiden Sie nach Ihrem Bewegungsgefühl.

tet aber die Trägheit dieser Schwungmasse in Rotation, und eine weniger schwere Schwungmasse kann dieselbe Trägheit haben wie die schwerere, wenn man sie schneller rotieren lässt, d. h. eine höhere Übersetzung im Antrieb wählt.

Trotzdem kann die einfache Grundregel »je schwerer die Schwungmasse, desto besser für die Bewegung« nicht widerlegt werden. Insbesondere bei Trainingsformen wie dem modernen Indoor-Cycling oder intervallartigen Belastungen mit häufigen Wechseln von Widerstand und Trittgeschwindigkeit werden Sie große Schwungmassen zu schätzen wissen.

Widerstandserzeugung durch Bremssysteme

Mechanisch mit der Schwungscheibe verbunden ist das Bremssystem. Dieses dient der kontinuierlichen Abbremsung der Rotation der Schwungscheibe, die durch die Bewegung des Trainierenden erzeugt wird. Die folgenden Bremssysteme sind heute gebräuchlich:

- **Bandbremse:** Insbesondere aufgrund der unangenehmen »schleifenden« Geräuschemission ist diese Bremse immer mehr aus dem Handel verschwunden. Ein Schleifriemen umspannt bei dieser Bauform die Schwungmasse. Durch unterschiedliche Vorspannung dieses Riemens wird die Reibung zwischen Riemen und Schwungscheibe verändert und der Bewegungs-Widerstand variiert. Diese Bremse unterliegt einem deutlichen Verschleiß, zudem verändert sich ständig der Reibungskoeffizient, so dass die Reproduzierbarkeit einer Belastung schwierig ist. Bei Tretkurbelergometern findet sich diese Bauform typischerweise in Geräten der Klasse HC.
- **Backenbremse:** Die Backenbremse ist nach wie vor weit verbreitet und erfreut sich insbesondere bei Trainingsfahrrädern mit starrem Antrieb oder ohne Freilauf großer Beliebtheit. Auch sie basiert auf dem Prinzip der mechanischen Reibung, verrichtet ihren

Dienst aber weitgehend geräuschlos. Es gibt unterschiedliche Bauformen; einige ähneln dem Prinzip der Scheibenbremse, und die Bremsbacken drücken seitlich auf die Schwungscheibe. Häufig findet man aber auch eine Bauform die von oben, also tangential auf die Schwungscheibe wirkt. Bremsbacken können aus unterschiedlichen Materialien bestehen, manche werden trocken, andere unter Verwendung von Silikonöl »nass« eingesetzt. Im Bereich von Trainingsgeräten für »Indoor-Cycling« sind geölte Bremsbacken aus Filz weit verbreitet. Der Verschleiß dieser Bremsbacken ist zwar moderat, aber das regelmäßige Ölen erfordert seine Zeit, und auch auf den Reinigungsaufwand insbesondere in staubiger Umgebung sei an dieser Stelle hingewiesen, da das Öl in Verbindung mit Staub allzu gern eine Schleifpaste bildet, die man regelmäßig entfernen sollte.

- **Magnetbremse:** Magnetbremsen finden sich in sämtlichen Trainingsgeräten mit abgebremster Schwungmasse. Ihr großer Vorteil liegt in der berührungslosen Wirkungsweise, d. h., solche Bremsen sind in der Regel verschleiß- und geräuschfrei, da sich hier keine Werkstoffe berühren und durch Reibung abgetragen werden. Mit dem Einsatz hochmoderner magnetischer Werkstoffe lässt ihre Wirkungsweise auch über einen langen Zeitraum kaum nach.

Das Bremsprinzip basiert auf dem physikalischen Prinzip der Wirbelströme. Diese werden in einem in einem Magnetfeld rotierenden Metall erzeugt (induziert) und erzeugen ihrerseits ein Magnetfeld, das dem äußeren Magnetfeld entgegenwirkt. Dadurch wird die Rotation abgebremst. Die Stärke der Wirbelströme und damit auch die Stärke der Bremswirkung hängt von dem anliegenden Magnetfeld ab. Da die in der Magnetbremse eingesetzten sogenannten Permanentmagnete eine konstante

Magnetfeldstärke besitzen, wird der Abstand zwischen Schwungmasse und Magneten verändert. Dies geschieht entweder mechanisch (z. B. per Bowdenzug oder mittels einer Spindel mit Handrad) oder aber mit Hilfe eines kleinen Elektromotors, der elektronisch gesteuert wird. Bei Tretkurbelergometern findet sich diese Bauform typischerweise in Geräten der Klassen HB und HA sowie in den entsprechenden Studioklassen SB und SA.

• **Induktionsbremse:** Die Induktionsbremse ist eine besondere Bauform der Magnetbremse, bei der die Permanentmagneten durch einen Elektromagneten ersetzt werden. Der Abstand zwischen Magnet und Schwungscheibe ist allerdings konstant, da der Elektromagnet per se ein variables Magnetfeld ermöglicht. Diese immer mit einer elektronischen Steuerung und Anzeige kombinierte Bremse besitzt eine hohe Genauigkeit und wird bevorzugt bei Trainingsgeräten der Klassen HA und SA eingesetzt, die häufig auch ein drehzahlunabhängiges Training ermöglichen. Prinzipiell wird vom Trainierenden mittels der Steuerung der Leistungswert vorgegeben, und dieser wird von der Elektronik auf Basis der aktuell anliegenden Umdrehungsgeschwindigkeit (entsprechend Trittfrequenz) in eine Größe des benötigten Magnetfelds umgerechnet. Dies entspricht einem elektrischen Strom, mit dem dann die Spule des Elektromagneten entsprechend beaufschlagt wird.

Drehzahlabhängiges und -unabhängiges Training

Bei Geräten mit Induktionsbremsen wird häufig der Begriff des drehzahlunabhängigen Trainings verwendet, daher soll hier der Unterschied zwischen den beiden Formen des Trainings erläutert werden. Betrachten wir das einfache Beispiel des Fahrradfahrens, das die meisten Leser wohl noch aus Kin-

dertagen gut kennen. Leicht verständlich ist nämlich, dass bei einem Fahrrad ohne Gangschaltung die Trittfrequenz, und damit die Fahrtgeschwindigkeit und der entsprechende Windwiderstand, die Belastung und damit das Maß der Anstrengung festlegen. Ist hingegen eine Gangschaltung vorhanden, so ist es ausschließlich die Fahrtgeschwindigkeit, nicht jedoch die Trittfrequenz.

Induktionsbremsen können sehr leicht und schnell das Magnetfeld anpassen und so Trittfrequenzveränderungen kompensieren, so dass die Ausgangsleistung und die Belastung des Benutzers konstant gehalten werden (Leistungsregelung). Magnetbremsen, die den Abstand zwischen Permanentmagneten und Schwungmasse regeln, können dies prinzipiell zwar auch, aber deutlich langsamer und weniger präzise, insbesondere wenn der Benutzer ständig seine Trittfrequenz ändert. Daher findet man bei diesen Geräten seltener den drehzahlunabhängigen Modus. Jeder Benutzer sollte selbst entscheiden, ob die Drehzahlunabhängigkeit für ihn ein wichtiges Argument ist. Sollte das Gerät beide Modi unterstützen, bietet es eine größere Variationsmöglichkeit des Trainings, als wenn es nur einen Modus besitzt. Wer regelmäßig Fahrrad fährt, wird ein drehzahlabhängiges Fahren bevorzugen und die Drehzahlunabhängigkeit als »synthetisch« empfinden, wer hingegen in der medizinischen Rehabilitation leistungsgeregelt drehzahlunabhängig trainiert hat, wird vermutlich diesen Modus an seinem Gerät bevorzugen.

Hydraulische und pneumatische Zylinder

Geräte mit alternierender Bewegung (z. B. Rudergeräte, Stepper, Treppensteiggeräte) benutzen häufig hydraulische, selten auch pneumatische Zylinder zur Widerstandserzeugung. Bei den hydraulischen Zylindern kann eine visköse Flüssigkeit, meist Öl, zwischen zwei Kammern strömen, die von einem Kolben getrennt sind. Dieser Kolben ist mechanisch mit den Hebeln verbunden, die die Bewegung des Trainierenden aufnehmen. Die Strömungsgeschwindigkeit zwischen den beiden Kammern kann durch ein Ventil reguliert werden, so dass die Kolbengeschwindigkeit entsprechend limitiert ist.

Nachteil dieser Geräte ist die Temperaturabhängigkeit der Viskosität (Zähigkeit) der Flüssigkeit. Dadurch dass diese sich während der Bewegung zunehmend erwärmt, sinkt ihre Viskosität, ebenso sinkt der Widerstand, und die Bewegung wird immer leichter. Die seltener anzutreffenden pneumatischen Zylinder kennen ebenfalls eine starke Erwärmung im Betrieb und sind zudem häufig mit einer unangenehmen Geräuschentwicklung verbunden. Diese Widerstandssysteme finden sich in Geräten niedrigerer Genauigkeitsklasse, also klassifiziert nach EN 957 HB oder HC (Studiogeräte: SB oder SC).

Puls- oder Herzfrequenzmessung

Viele Geräte sind mit Systemen zur Puls- und/oder Herzfrequenzmessung ausgestattet. Der Unterschied zwischen den beiden häufig synonym gebrauchten Begriffen liegt in der zu Grunde liegenden physiologischen Größe. Eine Herzfrequenz bestimmt die Schlagfrequenz des Herzens. Die Messung beruht auf der Detektion der elektrischen Impulse des Herzmuskels, die mit jedem Herzschlag über die Hautoberfläche wandern. Die Messung geschieht entweder herznah auf der Brustwand mittels eines Brustgurts, der dann auf Funkbasis die gemessenen Herzschläge an einen Empfänger

in der Anzeigeelektronik des Geräts oder einer entsprechenden Armbanduhr leitet, oder aber mit Hilfe von Handsensoren, die in den Griffen vieler Ausdauergeräte integriert sind. Während einige Hersteller von Brustgurten eine EKG-genaue (EKG = Elektrokardiogramm, bezeichnet die medizinische Methodik zur Messung der Herztätigkeit), also sehr präzise Bestimmung der Herzfrequenz versprechen, sind Handsensoren i.d.R. deutlich schlechter in der Detektion dieser schwachen elektrischen Impulse. Zudem können die Signale durch mitarbeitende Skelettmuskeln der Unter- oder Oberarme sowie durch sogenannte Bewegungsartefakte beim Kontaktieren der Sensorflächen gestört werden.

Zur Bestimmung der Pulsfrequenz werden derzeit Ohrpuls-, seltener Fingerpulssensoren angeboten. Als Puls bezeichnet man eine periodisch auftretende »Blutwelle«, die mit jedem Herzschlag in der Systole ausgeworfen wird. Diese wird optoelektrisch am Ohrläppchen detektiert, indem die unter dem

TIPP

Wenn Sie die herzfrequenzgeregelten Trainingsprogramme der Home-Fitness-Geräte benutzen, sollten Sie auf jeden Fall einen Brustgurt einsetzen!

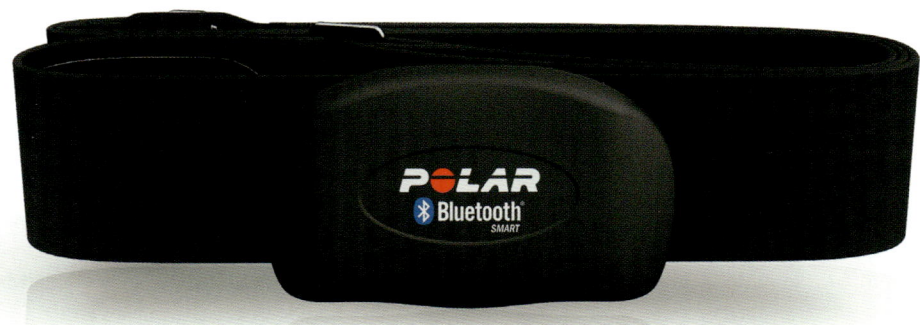

Brustgurt zur Herzfrequenzmessung

Sensor durchlaufende Blutwelle den optischen Sensor stärker abdunkelt und dieses Signal als elektrischer Impuls an die Anzeigeelektronik des Geräts weitergeleitet. Leider ist diese Messung häufig unzuverlässig: Das auch in der Medizin für Messungen verwendete Ohrläppchen wird bei langandauernder körperlicher Aktivität immer besser durchblutet (wie anhand der zunehmenden Rötung deutlich sichtbar), und die Blutwelle wird so immer schlechter detektierbar. Auch ein kaltes und damit insgesamt schlecht durchblutetes Ohrläppchen kann Probleme bei der Messung machen.

Trainingsprogramme

Elektronisch gesteuerte Home-Fitness-Geräte bringen häufig eine unterschiedliche Anzahl von Trainingsprogrammen mit sich. Prinzipiell unterscheidet man zwischen zeit- bzw. distanzgesteuerten, leistungs- bzw. energiegesteuerten oder herzfrequenzgeregelten Programmen. Innerhalb dieser Programme kann die Leistung oder der Tretwiderstand konstant oder variabel sowie veränderbar oder fest sein.

Es wäre müßig, jetzt sämtliche Möglichkeiten zu erläutern, es wären Hunderte oder sogar Tausende. Die Programme sollten Ihnen helfen, Ihre Ziele zu erreichen. Wenn Sie sich z. B. vorgenommen haben, 30 Kilometer pro Woche auf dem Laufband an vier Tagen zu laufen, so sollte Ihnen die Elektronik ermöglichen, Ihr Tagespensum von 7,5 Kilometern vorzuwählen und rückwärts herunterzuzählen. Jetzt müssen Sie nur noch entscheiden, ob das Gerät die Laufgeschwindigkeit anhand eines Profils selbstständig verändern können soll oder aber konstant eine vorgewählte Geschwindigkeit einstellt, die Sie dann »nach Gefühl« manuell verändern können.

Überlegen Sie sich also gut, wie Sie Ihr Gerät benutzen wollen und welche Ziele Sie mit Ihrem Training verfolgen, und suchen Sie dann die richtige Gerätelösung. Sollten Sie bereits vor der Kaufentscheidung stehen, so teilen Sie doch Ihrem Fachhändler Ihre

Anforderungen mit und lassen Sie sich den Umgang mit der Geräteelektronik am besten durch Ausprobieren direkt am Gerät zeigen.

Im Jahr 2012 wurde durch den deutschen Hersteller Kettler ein neues Bedienkonzept (s-fit) für Home-Fitness-Geräte eingeführt und seitdem ständig um neue Gerätevarianten erweitert. Grundlage dieses Konzepts ist eine in das Gerät integrierte besonders einfache Bedienung, die weitgehend selbsterklärend ist. Der Trainierende kann die integrierte Bedienkonsole durch eine per Bluetooth angeschlossene, smartphonebasierte App (Android, iOS) ersetzen. Neben einer ständigen Erweiterung und Veränderung verspricht dieses Konzept ein besonders motivierendes Training durch die Anbindung an die herstellerspezifische Kettfit-Website, die neben einem Trainingskalender auch interessante Wettkämpfe und Zielvereinbarungen ermöglicht. Die Trainingsprogramme selbst unterscheiden sich derzeit nach drei verschiedenen Motivationen, die als »Deal the Meal«, »Challenge« und »Training« bezeichnet werden:

• Beim Programm »Deal the Meal« steht das Kalorienverbrennen in eher spielerischer Art und Weise im Mittelpunkt. Typische Mahlzeiten stehen zum »Verarbeiten« zur Verfügung, und neben der eigentlichen körperlichen Anstrengung lernt der Fitnesstreibende nebenbei den Energiegehalt von Nahrungsmitteln kennen.

• Das »Challenge«-Trainingsprogramm richtet sich an den ambitionierten Sportler. Ziel ist es, auf »realen« Strecken zu gewinnen: Neben Einzeletappen aus so populären Rennserien wie der Tour de France oder dem Giro d'Italia stehen Rundkurse oder Einzelstrecken aus populären Radfahrregionen wie den Alpen oder deutschen Mittelgebirgen zur Verfügung. Aber aufgepasst: Verschiedene virtuelle Gegner machen einem den Sieg streitig und lauern jederzeit auf den richtigen Zeitpunkt zum Angriff auf die Poleposition.

- Der Experte unter den Fitnesstreibenden wird mit der dritten Trainingsmotivation »Training« angesprochen. Interessante Trainingseinheiten z. B. nach Dauer- oder Intervallmethode stehen hier zur Auswahl. Mit dem Smartphonedisplay hat der Sportler sämtliche Parameter ständig im Blick und kann zwischen verschiedenen grafischen Anzeigen wechseln.

Im Übrigen stehen dem Home-Fitness-Treibenden auch computerbasierte Programme für Windows-PC von verschiedenen Herstellern zur Verfügung, und ein Blick in den vielfältigen Shareware-Markt kann ebenfalls lohnen. Das populäre, allerdings mit 199,– Euro in der Vollversion leider auch etwas teure »Kettler World Tours« bietet nicht nur eine Schnittstelle für viele Kettler-Ergometer; hier können auch selbst erstellte Strecken importiert oder mit einem Werkzeug, das einem Navigationssystem ähnelt, selbst erstellt werden. Besonderes Highlight ist die Realvideo-Schnittstelle, die den Import von Videoaufzeich-

nungen von Fahrrad- oder Motorradmitfahrten von Strecken erlaubt, so dass der Home-Fitness-Sportler auf seinem Computermonitor während seines Trainings ein reales Bild verfolgen kann, das natürlich an seine eigene Fahrtgeschwindigkeit angepasst ist.

Geräte für das Ausdauertraining

Nachfolgend wollen wir Ihnen typische Geräte für das Ausdauertraining vorstellen. Hier wird immer nur ein Exemplar jeder Gattung besprochen, der Blick in die Prospekte eines jeden Herstellers verspricht aber eine mannigfaltige Auswahl, vom einfachen Standardgerät bis hin zur Luxusklasse. Wie bereits oben erläutert, erfolgt die Aufzählung in der aufsteigenden Reihenfolge der Komplexität der Bewegung, also vom Einfachen zum Schwierigen.
So muss die Bewegung auf den zuerst vorgestellten Tretkurbel-Trainingsgeräten vermutlich weder erlernt oder durch einen Trainer überwacht werden,

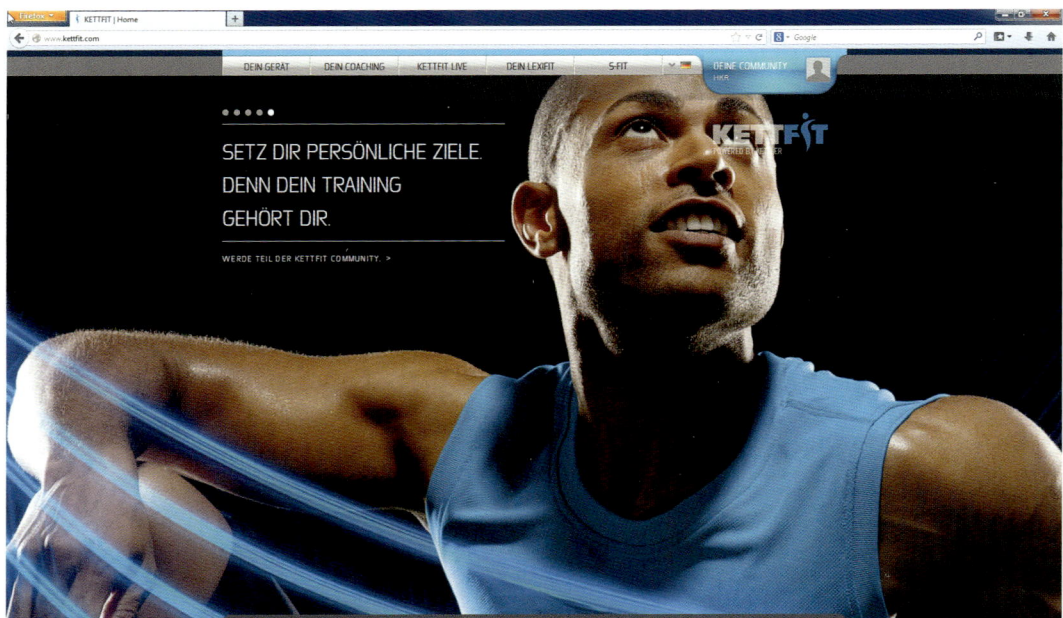

Trainingsprogramm Kettfit

während die Bewegung auf einem Ruderergometer von einem vollkommen Ungeübten wahrscheinlich nicht fehlerfrei durchgeführt werden kann. Hier sollte der Neueinsteiger die Hilfe eines erfahrenen Trainers suchen, um die schwierige Synchronisation der Gesamtbewegung korrekt auszuführen und sämtliche Muskelgruppen gleichmäßig und richtig zu beanspruchen

Stationäre Trainingsfahrräder

Dies ist sicherlich der Klassiker unter den Ausdauergeräten, und die Bewegung ist einfach: Sie entspricht dem Fahrradfahren in der freien Natur. Vier verschiedene Bauformen sind anhand der Körperhaltung leicht zu unterscheiden, von denen die ersten beiden dem herkömmlichen Fahrrad entsprechen. Sie besitzen aber, wie in den Abbildungen gezeigt, entweder einen hohen Einstieg (Bauform 1) oder einen tiefen Einstieg (Bauform 2), der auch Ungeübten oder Personen mit Knie- oder Hüfteinschränkungen einen gefahrlosen Aufstieg ermöglicht.

Warum ein Heimfahrrad?

- Das Körpergewicht ist entlastet und ruht auf Sattel und Lenker.
- Die Gelenke werden ohne abrupte Stoßbelastungen gleichmäßig be- und entlastet.
- Fahrradfahren beansprucht neben der gesamten Beinmuskulatur auch die Rumpf(halte-)muskulatur, Schultergürtel und Arme.

Worauf sollten Sie achten?

Die Körperhaltung entspricht der auf dem normalen Fahrrad. Der Sattel sollte so eingestellt sein, dass in keiner Phase der Kurbelumdrehung das Kniegelenk übersteckt, d. h. komplett durchgedrückt, werden kann.

TIPP

Mit dem Einsatz von sogenannten Klickpedalen wird die Beinmuskulatur nicht nur in der Streckung, sondern auch in der Beugung beansprucht.

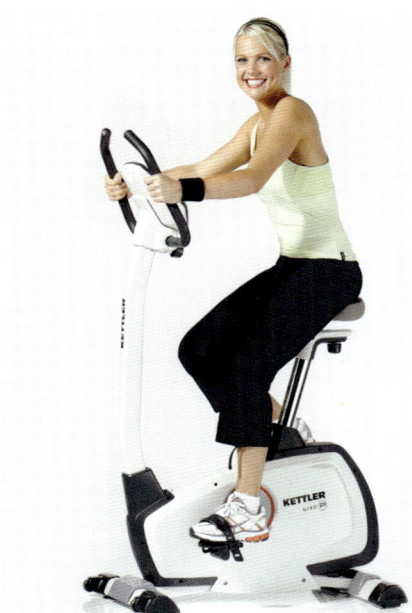

Heimtrainer der Bauform 1

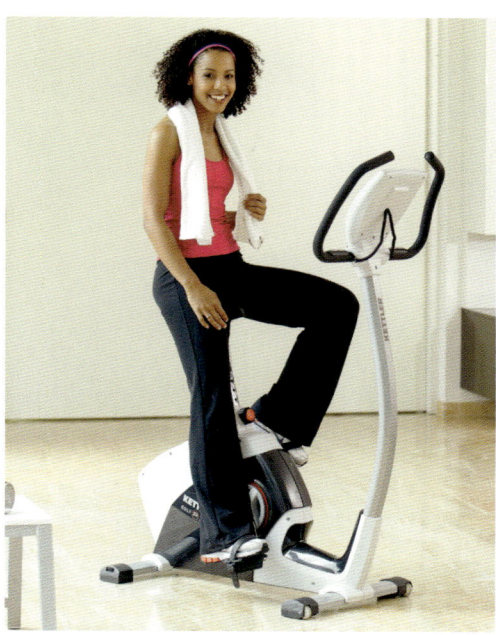

Bauform 2

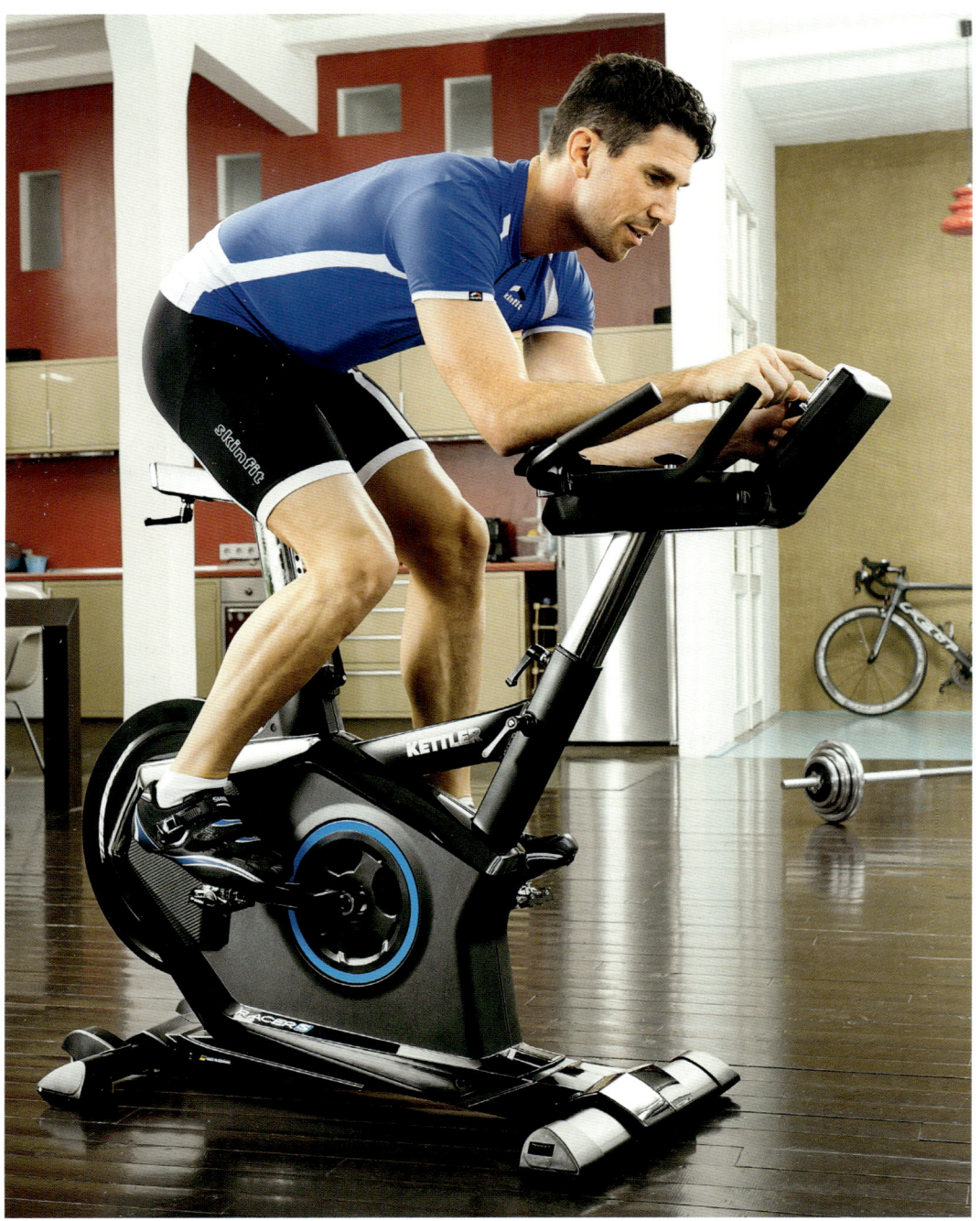

Biketrainer Racer S

Bei schmerzhaften Problemen im unteren Rücken sollte der Lenker besonders hoch und körpernah eingestellt werden, was eine besonders aufrechte Rumpfhaltung bedingt.

Die Pedale (idealerweise Klickpedale oder solche mit sogenannten »Körbchen«) sollten unter den Fußballen liegen.

Was sollten Sie beim Kauf beachten?

Die Tretbewegung muss sich angenehm und auch bei höherem Widerstand rund und gleichmäßig anfühlen, größere Schwungmassen bieten hier einen Vorteil. Der Widerstand sollte sich leicht und in Stufen verändern lassen, bei elektronischen Systemen gelingt dies leicht durch Tastendruck auf der Anzeigeelektronik. Diese sollten Sie genauer inspizieren und eingehend testen: Wie einfach und logisch ist die Bedienung, wie viele Tastendrücke sind bei der Einstellung notwendig?

Das Gerät sollte einen großen Verstellbereich von Sattel und Lenker besitzen. Der Lenker sollte verschiedene Griffmöglichkeiten, idealerweise auch eine Unterarmauflage, bieten.

Klickpedale oder solche mit »Körbchen« ermöglichen auch eine Zugbewegung und so den Einsatz zusätzlicher Muskulatur.

Für eine einfache Ortsveränderung des Geräts sollten Sie auf große, leichtgängige Transportrollen und ein einfaches Handling achten. Mindestens ein Höhenausgleich sollte einen sicheren Stand des Geräts ermöglichen.

Wenn Sie ein Training mit vorgeschriebenen Leistungsvorgaben (z. B. nach ärztlicher oder therapeutischer Anweisung) durchführen möchten, benötigen Sie ein Gerät mit höchster Präzision, entsprechend normativ klassifiziert nach EN 957-5 HA oder SA (siehe S. 70ff.).

Das »Race-Bike« (Bauform 3)

Dies ist der Sportler unter den Heimfahrrädern; der Trainierende nimmt eine Haltung wie auf einem Rennrad ein (siehe Seite 78). Der Oberkörper ist stark nach vorn gebeugt, die Unterarme können auf speziellen Armauflagen abgelegt werden.

Zwei unterschiedliche Antriebsarten sind dabei zu unterscheiden: solche mit und solche ohne Freilauf. Nicht zuletzt durch die hohe Popularität von Indoor-Cycling in den Kursräumen der Fitnessstudios erfreuen sich die dabei gebräuchlichen Geräte ohne Freilauf auch zuhause großer Beliebtheit.

Warum ein »Race-Bike«?

• Es eignet sich besonders für die sportlichen Radfahrer unter den Heimfitness-Sportlern, die ihr Training z. B. in der Wintersaison »indoor« durchführen wollen.

• Die Geräte bieten besonders starke Widerstandssysteme und sind typischerweise in besonders beanspruchten Teilen verstärkt.

• Geräte ohne Freilauf ermöglichen ein Indoor-Cycling zuhause.

Worauf sollten Sie achten?

Die Körperhaltung sollte der gewohnten Haltung beim sportlichen Fahrradfahren entsprechen, ausreichende Verstellbereiche sollten vorhanden und der Einsatz des gewohnten Sattels, Lenkers oder der Pedale möglich sein.

Wenn Sie bei hoher Belastung »aus dem Sattel gehen« wollen, sollte das Gerät auch dieser erhöhten Beanspruchung standhalten. Gegebenenfalls sollten Sie ein Gerät mit der Verwendungsklasse Studio wählen.

Was sollten Sie beim Kauf beachten?

Die Tretbewegung muss sich angenehm und auch bei höherem Widerstand rund und gleichmäßig anfühlen, große Schwungmassen sind insbesondere bei Geräten ohne Freilauf unabdingbar.

Der Widerstand sollte sich leicht verändern lassen, bei Geräten ohne Freilauf sollte ein einfacher Not-Stopp-Mechanismus vorhanden sein.

Elektronische Bremssysteme sollten über eine Schnittstelle für Trainingssoftware (s.o. Kettler World Tours) verfügen.

Das Gerät sollte einen großen Verstellbereich von Sattel und Lenker besitzen, diese Teile sollten individualisierbar sein. Der Lenker sollte verschiedene Griffmöglichkeiten, idealerweise auch eine Unterarmauflage, bieten.

Klickpedale mit entsprechenden Schuhen sind für das ambitionierte Radfahrtraining unabdingbar.

Für eine einfache Ortsveränderung des Geräts sollten Sie auf große, leichtgängige Transportrollen und ein einfaches Handling achten. Mindestens ein Höhenausgleich sollte einen sicheren Stand des Geräts ermöglichen.

Das »Recumbent-Bike« (Bauform 4)

Das Recumbent-Bike ist das Komfortable unter den Heimfahrrädern. Dieses auch als Recumbent-Ergometer oder Liegefahrrad bezeichnete Gerät erfreut sich nicht nur im Fitnessstudio zunehmender Beliebtheit, sondern ist auch zuhause immer häufiger anzutreffen.

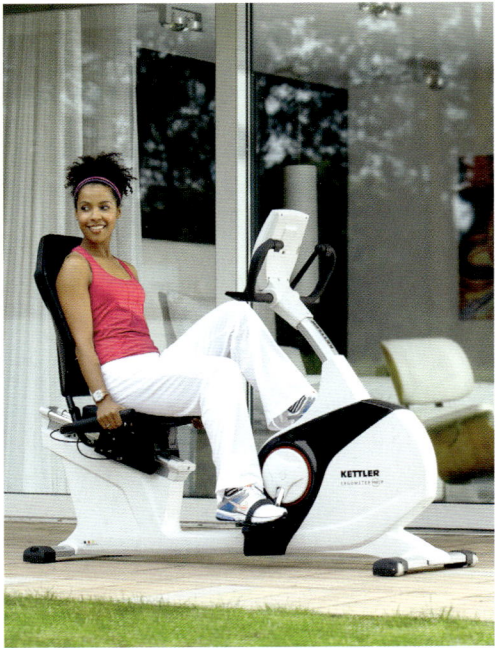

Ein Recumbent Bike: der Ergometer RE 7

Warum ein »Recumbent-Bike«?

- Die halb liegende Haltung entlastet die (untere) Wirbelsäule. Personen mit Rückenproblemen werden das besonders zu schätzen wissen.
- Übergewichtige Menschen finden schnell Gefallen an diesem Gerät.
- Wer gerne beim Training liest, wird diese Körperhaltung mögen.

Worauf sollten Sie achten?

Ein Recumbent-Bike ist ein ernstzunehmendes Sportgerät und kein »Liegestuhl«. Die bequeme und komfortable Haltung sollte Sie nicht verleiten, die Bewegung nicht ernst zu nehmen oder inkorrekt auszuführen.

Was sollten Sie beim Kauf beachten?

Die Tretbewegung muss sich angenehm und auch bei höherem Widerstand rund und gleichmäßig anfühlen. Anzeigeelektroniken sollten einfach in der Handhabung und gut abzulesen sein. Da der Abstand der Augen zur Anzeige größer ist, sollten insbesondere Brillenträger dies bedenken.

Das Gerät sollte einen großen horizontalen Verstellbereich für den Sitz aufweisen. Auch für diese Bauform gilt: Knie in der Bewegung niemals ganz durchdrücken!

Recumbent-Bikes haben keinen Lenker, sondern zwei Griffe seitlich am Sitz. Diese sollten ausreichend dick und griffig und auch mit feuchten Händen gut zu greifen sein.

Fußschlaufen reichen bei Recumbent-Bikes selten aus, um den Fuß in der richtigen Stellung zu halten, Klickpedale sind hier auf jeden Fall die bessere Empfehlung.

Recumbent-Bikes besitzen eine größere Stellfläche und sind in der Regel recht schwer. Sollten Sie das Gerät ortsveränderlich nutzen, sollten Sie auf große, leichtgängige Transportrollen und ein einfaches Handling achten. Mindestens ein Höhenausgleich sollte einen sicheren Stand des Geräts ermöglichen.

Eine Buchstütze ist praktisches Zubehör, das einige Hersteller auch serienmäßig mitliefern.

Stepper, Treppensteiggerät und Climber

Diese drei Geräte sind im Markt für Home-Fitness-Geräte unterschiedlich stark verbreitet. Während der Climber im deutschsprachigen Raum kaum zu finden ist, werden Stepper und Treppensteiggerät durchaus häufig verwendet. Daher werden hier nur die beiden Letztgenannten besprochen.

Vorab sei aber auf ein grundsätzliches Unterscheidungsmerkmal hingewiesen. Es sind nämlich zwei unterschiedliche mechanische Konstruktionen gebräuchlich, die ein unterschiedliches Bewegungsverhalten mit sich bringen: So bieten einige Geräte eine abhängige, andere Geräte eine unabhängige Bewegung. Der Unterschied wird schnell deutlich, wenn man die Geräte ausprobiert. Beim abhängigen Bewegungsprinzip sind nämlich die beiden Fußpedale mechanisch miteinander verbunden, und die linke und rechte Seite begegnen sich alternierend immer in der Mitte ihrer Auf- bzw. Abwärtsbewegung. Das unabhängige System kennt hingegen sowohl eine einseitige Beinbewegung als auch die Fußstellung beider Füße unten oder oben. In diesen Geräten kommt häufig ein System mit angetriebener Schwungmasse zum Einsatz, während abhängige Geräte nicht selten aus zwei miteinander verbundenen (Hydraulik-)Zylindern bestehen.

Die Bewegung lehnt sich an das Treppensteigen an, das Körpergewicht ist also alternierend mit linker und rechter Beinseite um die Hubhöhe des jeweiligen Geräts nach oben anzuheben. Die Hubhöhe bei den Treppensteiggeräten ist höher als bei den einfacheren Steppern, daher findet sich hier in der Regel auch ein Handlauf bzw. eine Griffkonstruktion.

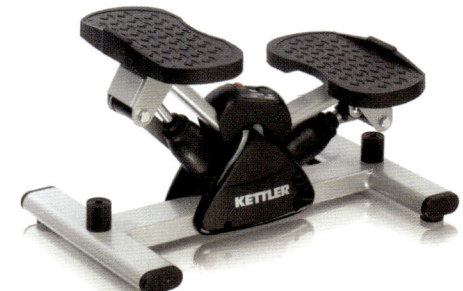

Sidestepper

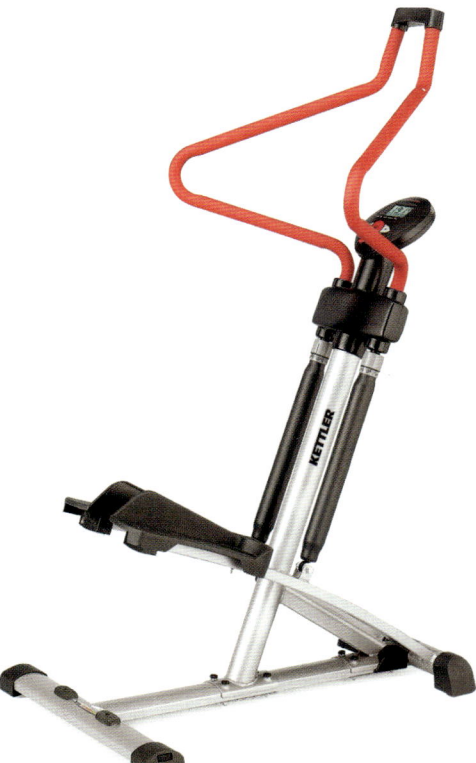

Stepper Montana

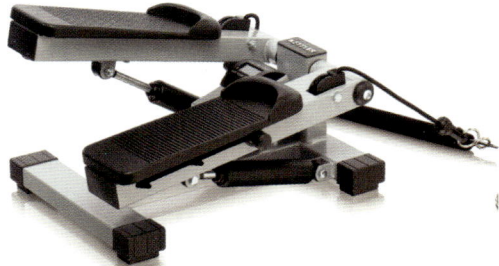

Stepper Vario

Warum ein Treppensteiggerät oder Stepper?

- Die Übung eignet sich nicht nur für ein Ausdauertraining, sondern ist auch gut für die Kräftigung der Beinstreckmuskulatur. Mit dem Einsatz einer Gewichtsweste beim Training lässt sich der Kraftanteil noch steigern.
- Das Treppensteigen auf diesen Geräten erfolgt durch eine alternierende Verlagerung des Körpergewichts auf die beiden Beine. Dadurch ist die Bewegung schonend für die Gelenke.

Worauf sollten Sie achten?

Das unabhängige System ist in seiner Bewegung variabler, es erfordert aber eine höhere Aufmerksamkeit des Trainierenden, damit beide Seiten hinsichtlich Hubhöhe und Geschwindigkeit gleichmäßig trainiert werden. Wenn Sie beim alltäglichen Treppensteigen Gelenkschmerzen haben, sollten Sie einen Facharzt fragen, ob dieses Training für Sie das Richtige ist.

Der Aufstieg auf Geräte ohne Handlauf ist für Ungeübte etwas schwierig – belasten Sie zuerst die unten stehende Pedalseite und benutzen Sie eventuell bei den ersten Trainingseinheiten Wanderstöcke (Nordic Walking, Skilanglauf).

Tendenziell sollten Sie sich etwas in einer Vorlage, also leicht nach vorn geneigt, bewegen, und der Oberkörper sollte dabei aufrecht sein (»Brust raus!«).

Was sollten Sie beim Kauf beachten?

Bei Geräten mit rotierender Schwungmasse sollte diese eine runde und gleichmäßige Bewegung (Sink-

geschwindigkeit des Fußes) ermöglichen; eine große Schwungmasse ist auf jeden Fall zu empfehlen.

Auch bei diesen Geräten gilt: Achten Sie auf eine einfache Handhabung der Anzeigeelektroniken und eine einfache Möglichkeit zur Verstellung des Widerstands. Gibt es bei Geräten mit Zylindern als Widerstandssystem eine sogenannte Temperaturkompensation bzw. wie stark macht sich die Erwärmung bemerkbar?

Bei Geräten mit Handlauf achten Sie auf ergonomische Griffmöglichkeiten, d. h., die Griffe sollten ausreichend dick und auch mit feuchten Händen gut zu greifen sein. Mindestens ein Höhenausgleich sollte einen sicheren Stand des Geräts ermöglichen.

Ellipsentrainer (Crosstrainer)

Der Ellipsentrainer hat seine Bezeichnung von der ellipsenförmigen Bahn, die beide Füße während eines Bewegungszyklus beschreiben. Häufig wird er auch als Crosstrainer bezeichnet. Im Markt für Home-Fitness-Geräte sind heute im Wesentlichen zwei Bauformen des Ellipsentrainers anzutreffen: die sogenannten Frontwheeler und die Heckwheeler. Diese Bezeichnungen beziehen sich auf die Position der rotierenden Scheibe, an der die beiden Stangen mit aufmontierten Fußstellflächen befestigt sind. In der Regel bedingt der Durchmesser dieser Scheibe die Schrittlänge, eine Ausnahme bildet z. B. das Extensionssystem des Herstellers Kettler, das bei den Heckwheelern der Typbezeichnung »Un x« durch eine besondere Kinematik die Schrittlänge vergrößert.

Beim Ausprobieren werden Sie feststellen, dass sich die Bewegung auf verschiedenen Ellipsentrainern ganz unterschiedlich anfühlt. Insbesondere die Stellung des Fußgelenks ist bei einigen Herstellern außerordentlich unnatürlich und entspricht keineswegs einer normalen Fußgelenksstellung beim Gehen oder Laufen. Sie sollten auf einen deutlichen Lastwechsel zwischen Vor- und Hinterfuß achten, der entsprechend der Abrollbewegung des Fußes von hinten nach vorn abläuft. Einige

Hersteller bieten auch weiche Aufstellflächen für die Füße an, die diese Abrollbewegung angenehm unterstützen.

Ein wesentliches Element der Ellipsentrainer sind zwei bewegliche Griffstangen, die entgegengesetzt zur Beinstellung ebenfalls durch die rotierende Scheibe angetrieben werden. Diese Griffe können und sollen auch zur Krafteinleitung durch den Trainierenden benutzt werden, ähnlich dem Stockeinsatz beim Skilanglauf oder Nordic Walking. Der Benutzer hat häufig auch eine zweite Griffmöglichkeit vorn zentral, so dass er ohne Stockeinsatz laufen kann; die dritte Möglichkeit besteht in der freihändigen Ausführung.

Warum ein Ellipsentrainer?

- Der Ellipsentrainer ermöglicht ein echtes Ganzkörpertraining. Neben der Beinmuskulatur werden auch die Schulter- und Armmuskulatur in die Bewegung integriert; außerdem muss die Rumpfmuskulatur den Körper während der gesamten Bewegungsausführung stabilisieren.
- Das Laufen auf diesem Gerät erfolgt ohne Flugphase, d. h. ohne Stoßbelastung auf den Gelenken der unteren Extremität.
- Die geführte Bewegung ist sehr schnell zu erlernen, und durch den variablen Einsatz der oberen Extremität kann das Training in seiner Bewegung einfach variiert werden.

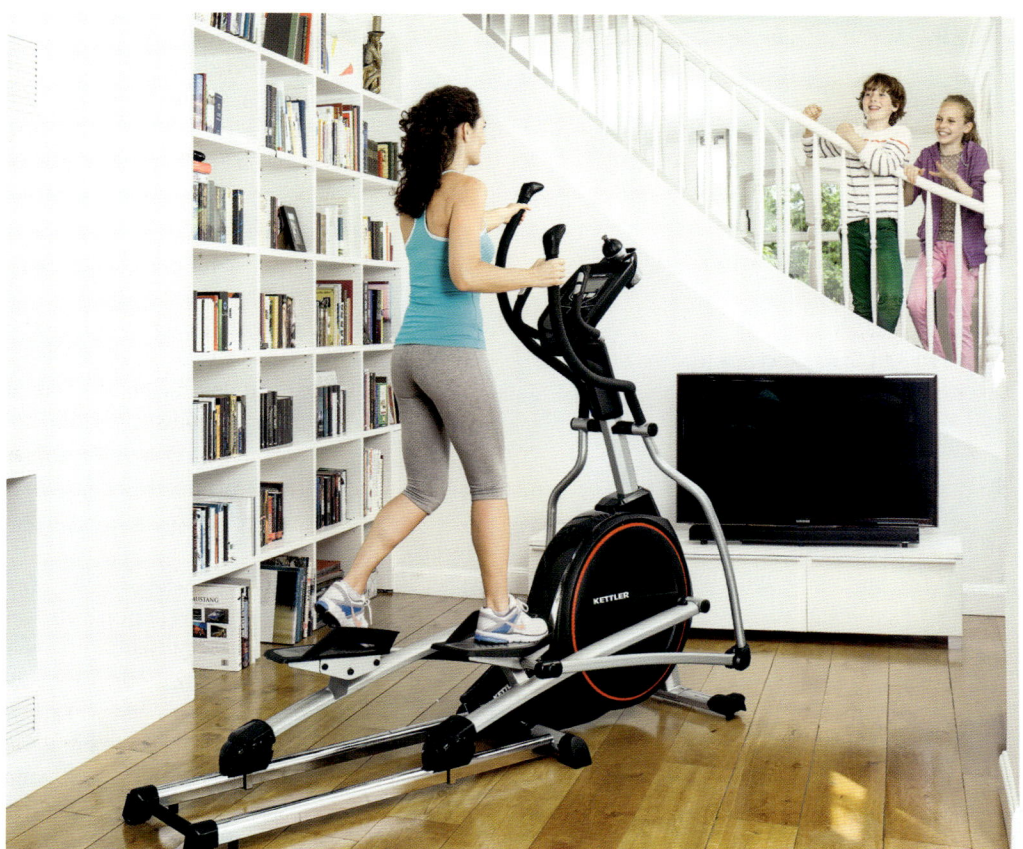

Crosstrainer Skylon 5

Worauf sollten Sie achten?

Der Bewegungsablauf wird von den Herstellern ganz unterschiedlich beschrieben. Die Bewegung sollte auf jeden Fall zu Ihnen passen und sich natürlich, also ähnlich der Laufbewegung, anfühlen.

Der Aufstieg auf das Gerät ist für Ungeübte etwas schwierig; belasten Sie zuerst die untere Fußaufstellfläche und ergreifen Sie dann mit beiden Händen die Griffe.

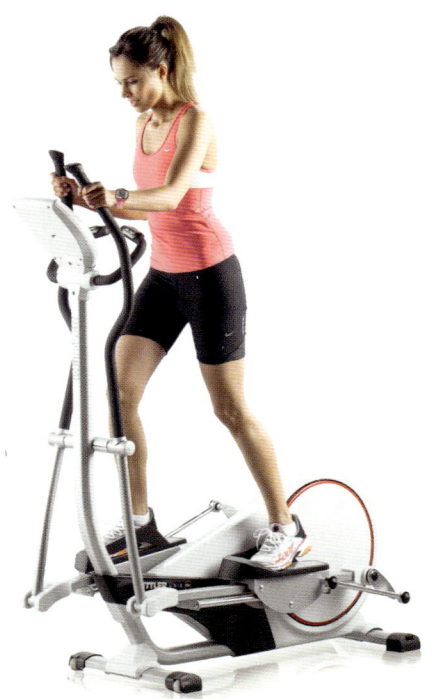

Crosstrainer Unix PX

TIPP

Wenn man längere Zeit auf einem Ellipsentrainer läuft, kommt es häufig zu »eingeschlafenen Füßen«. Achten Sie auf die richtige Fußgelenksbewegung und tragen Sie unterstützend weiches Schuhwerk.

Tendenziell sollten Sie sich etwas in einer Vorlage, also leicht nach vorn geneigt, bewegen, und der Oberkörper sollte dabei aufrecht sein (»Brust raus!«). Flache, lange Ellipsen ermöglichen einen Bewegungsablauf ähnlich dem Skilanglauf und sind besonders für Personen mit Hüft- und Knieproblemen geeignet. Hohe, kurze Ellipsen beanspruchen mehr die Gesäßmuskulatur und fühlen sich weniger wie »Laufen« an.

Was sollten Sie beim Kauf beachten?

Die Laufbewegung muss sich angenehm und auch bei höherem Widerstand rund und gleichmäßig anfühlen, eine große Schwungmasse ist auf jeden Fall zu empfehlen.

Auch bei diesen Geräten gilt: Achten Sie auf eine einfache Handhabung der Anzeigeelektroniken. Auch gibt es Geräte mit Schnittstelle zum Anschluss eines Computerprogramms.

Probieren geht über Studieren. Beim Kauf eines Ellipsentrainers ist das Ausprobieren der Bewegung ein Muss. Nehmen Sie sich dazu Zeit!

Achten Sie auf die verschiedenen Griffmöglichkeiten. Diese sollten ausreichend dick und griffig und auch mit feuchten Händen gut zu greifen sein. Weiche Fußstellflächen vermeiden das Einschlafen der Füße, noch wichtiger aber ist eine ergonomische Bewegung des Fußes.

Ellipsentrainer besitzen eine große Aufstellfläche und sollten ausreichend schwer und stabil sein. Wollen Sie das Gerät ortsveränderlich nutzen, sollten Sie auf große, leichtgängige Transportrollen und ein einfaches Handling beim Zusammenklappen des Geräts achten. Mindestens ein Höhenausgleich sollte einen sicheren Stand des Geräts ermöglichen.

Laufbänder

Laufbänder haben in den vergangenen Jahren immer mehr an Popularität gewonnen. Es scheint die Anwender nur wenig abzuschrecken, dass sie in der Regel als aktive Geräte (die Bewegung wird durch Motorkraft erzeugt und nicht durch den Trainieren-

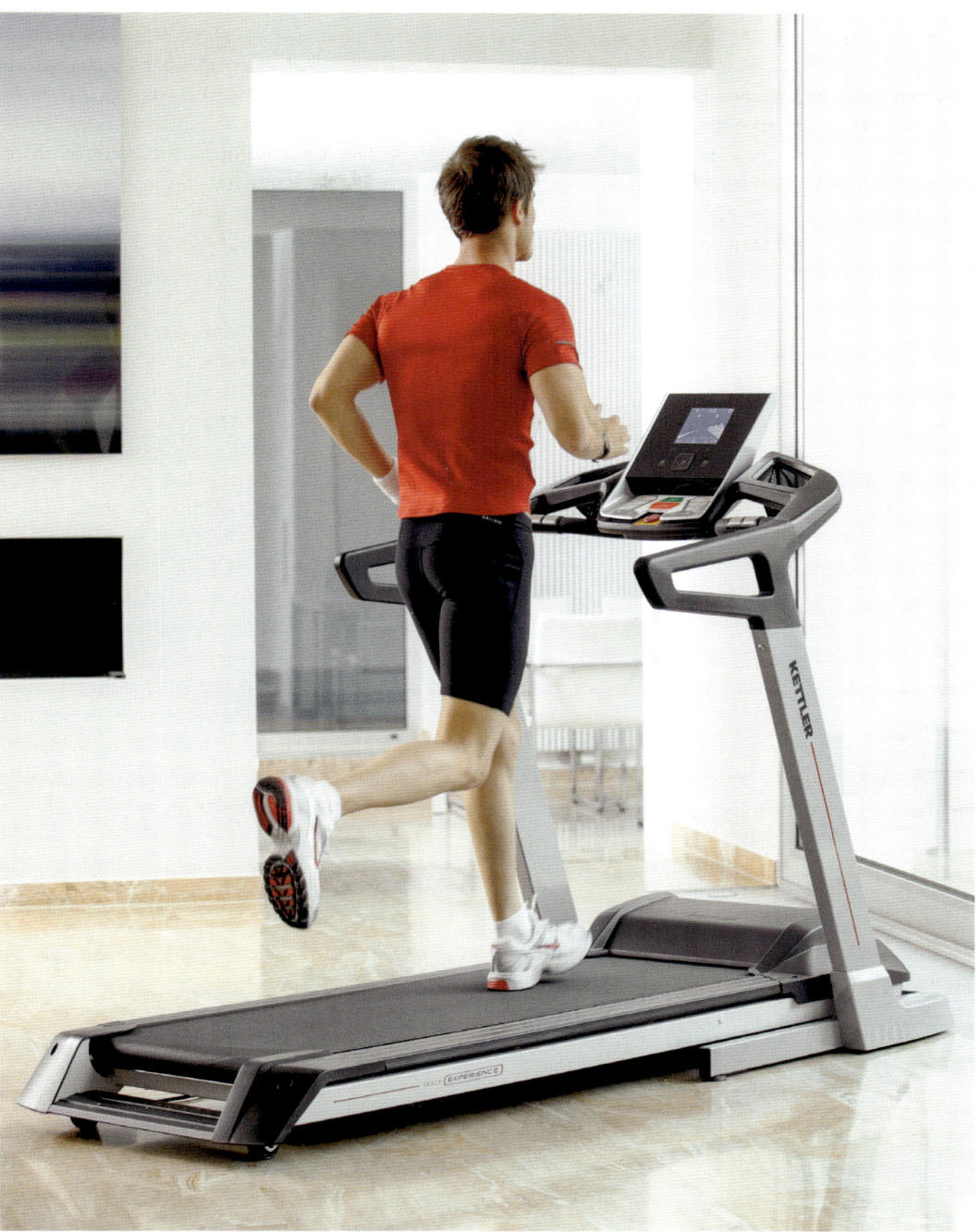

Laufband Track Experience

den) technisch aufwendiger sind als die bisher vorgestellten passiven Geräte. Zudem müssen Sie damit rechnen, dass ein Laufband etwa doppelt so teuer ist wie ein Ergometer derselben Preisklasse. Auch sollten diese Geräte penibel gewartet und gereinigt werden; nur dann werden Sie lange Freude an einem Laufband haben.

Was macht die Bewegung »Laufen« eigentlich so attraktiv? Laufen ist eine effektive Art, den gesamten Körper zu trainieren, und muss in der Regel nicht erlernt werden. Es bewirkt nicht nur einen effektiven Nährstoff- und Sauerstoffumsatz in der Muskelfaser mit den o. g. Anpassungsmechanismen, es wirkt auch kräftigend. Verantwortlich dafür ist insbesondere die Abbremsphase nach der für das Laufen so typischen Flugphase. Hier arbeitet der Muskel exzentrisch, und die so beanspruchten Muskelfasern bauen zusätzliche Proteinfasern auf. Sie können diesen Effekt übrigens noch verstärken, indem Sie mit einem Zusatzgewicht (z. B. Gewichtsweste) oder bergab laufen.

Der größte Vorteil ist aber zugleich der größte Nachteil: Die Flugphase des Laufens bedeutet eine Stoßbelastung der Gelenke, und Personen mit Gelenk-Vorschädigungen oder -Schmerzen sollten eine solche Bewegung vermeiden. Vorsichtig sein sollten auch Personen mit Übergewicht, denn was bei der kräftigenden Wirkung durchaus positiv ist, kann sich bei zunehmender Ermüdung der Beinstrecker während des Laufens nachteilig auswirken: Der Druck geht dann ungebremst auf die Gelenkflächen! Übergewichtige sollten daher vor Beginn des Lauftrainings einige Wochen Krafttraining insbesondere für die Beinstrecker und die Rumpfhaltemuskulatur machen. Auch die Bewegung des Gehens (»Walking«) bietet sich als sanfter Einstieg auf dem Laufband an. Die ersten Trainingseinheiten »Laufen« sollten immer wieder durch Gehpausen unterbrochen werden, um die Muskulatur zu regenerieren.

In jedem Fall sollten Sie bedenken, dass das Laufen auf einem Laufband nicht dem Laufen in der freien Natur entspricht, auch wenn der Bewegungsablauf sehr ähnlich ist. Vielmehr wird Ihnen hier beim Laufen auf der Stelle ständig »der Teppich unter den Füßen weggezogen«, und die sonst so typischen kleinen (kräftigenden) Ausgleichsbewegungen in den Füßen, etwa um Wegunebenheiten auszugleichen, entfallen.

Warum ein Laufband?

- Laufen auf dem Laufband ist ein echtes Ganzkörpertraining, hier werden mehr als 75 % der Muskulatur beansprucht.
- Laufen kräftigt nicht nur die Bein(streck)muskulatur.
- Schulter- und Armmuskulatur sind in die Bewegung integriert, hier kann später mit leichten Zusatzgewichten (sogenannten Laufhanteln) ein zusätzlicher Trainingsreiz gesetzt werden.
- Die Rumpfmuskulatur muss den Oberkörper während der gesamten Bewegungsausführung stabilisieren. Gegebenenfalls sollten vor dem Lauftraining insbesondere der Rückenstrecker und die Muskulatur der Bauchwand gekräftigt werden.
- Laufbänder mit Höheneinstellung (Neigungsverstellung) ermöglichen ein Bergauflaufen und damit einen stärkeren Einsatz der Gesäßmuskulatur.

Worauf sollten Sie achten?

Bei kaum einem anderen Gerät ist das Preisspektrum so groß wie beim Laufband. Aber wer die Wahl hat, hat auch die Qual. Informieren Sie sich gründlich anhand der Informationen, die Ihnen Hersteller, Händler und Dritte zur Verfügung stellen.

Es gibt zwei verschiedene Motortechnologien: den preiswerten DC und den deutlich teureren AC-Motor. Die Leistungen beider Motoren sind nicht miteinander vergleichbar, und ein nominell gleich starker AC-Motor ist dem DC weitaus überlegen. Bei DC-Motoren sind langsame Laufgeschwindigkeit und hohes

Körpergewicht die größte Belastung, der übergewichtige Anfänger sollte hier Reserven auf Basis der
Herstellerangaben einplanen.

Hohe Laufgeschwindigkeiten (z. B. im Rahmen eines
Intervalltrainings) und/oder eine große Körpergröße
(große Schrittlänge) erfordern eine lange Lauffläche.
Große Laufflächen bedeuten große Reibungsverluste,
ein starker Motor ist unabdingbar.

Laufbänder brauchen regelmäßige Wartung und Pfle-
ge; informieren Sie sich am besten vor dem Kauf
über den damit verbundenen Aufwand. Hier kann
sich ein höherer Kaufpreis schnell bezahlt machen,
denn manche höherwertigen Laufbänder besitzen
z.B. reibungsminimierte Laufflächen, die nicht mehr
regelmäßig mit Silikonöl behandelt werden müssen.
Planen Sie die Aufstellung des Laufbandes in Ihrer
Wohnung, bedenken Sie die damit verbundene starke
Verunreinigung insbesondere bei geölten Bändern.

Was sollten Sie beim Kauf beachten?

Die Laufbewegung muss sich auch bei hohen Geschwindigkeiten angenehm anfühlen, der »Luftraum«
sollte groß genug für eine freie Bewegung der Arme
bemessen sein, und die Lauffläche sollte der Schrittlänge angepasst sein.

Eine einfache Handhabung der Anzeigeelektronik
ist besonders wichtig, da eine Bedienung in der
Laufbewegung erfolgt. Dies kann bei hohen Laufgeschwindigkeiten schwierig sein. Eine Schnittstelle
zum Anschluss eines Computerprogramms ist eine
interessante Erweiterung.

Höheneinstellungen sollten elektromotorisch sein,
so dass die Neigung auch während des Trainings
verstellt und das Training variabler gestaltet werden kann. Laufbänder mit AC-Motoren sind über den
gesamten Bereich der einstellbaren Laufgeschwindigkeit drehmomentstark, sie sind den nominell
gleichwertigen DC-Motoren deutlich überlegen.

Probieren geht über Studieren. Beim Kauf eines Laufbandes ist das Ausprobieren der Bewegung ein Muss.
Nehmen Sie sich dazu Zeit!

Achten Sie auf einen stabilen Handlauf. Dieser sollte
ausreichend dick und griffig und auch mit feuchten
Händen gut zu greifen sein. Insbesondere beim stei-
len Bergauflaufen ist der Handlauf eine wichtige
Trainingshilfe.

Laufbänder von verschiedenen Herstellern, aber auch
solche in unterschiedlichen Preislagen besitzen ein
ganz unterschiedliches Dämpfungsverhalten. Bedenken Sie auch, dass das Maß der Dämpfung und das
Laufgefühl immer ein Zusammenspiel von Mensch,
Schuh und Laufband ist und nicht zuletzt ein subjektives Gefühl. Sollten Sie draußen gewöhnlich auf Asphalt
laufen und einen dafür optimierten Schuh besitzen,
kann das Laufband weniger stark gedämpft sein!

Laufbänder besitzen eine große Aufstellfläche und
sollten ausreichend schwer und stabil sein. Wollen
Sie das Gerät ortsveränderlich nutzen, sollten Sie
auf leichtgängige Transportrollen und ein einfaches
Handling beim Zusammenklappen des Geräts achten.
Mindestens ein Höhenausgleich sollte einen sicheren
Stand des Geräts ermöglichen.

Wenn Sie einen täglichen Gebrauch z. B. durch mehrere Familienmitglieder planen und dieser Gebrauch
sehr variabel (z. B. hinsichtlich Laufgeschwindigkeit)
ausfällt, sollten Sie ein höherwertiges Gerät nach EN
957-6 Verwendungsklasse S vorsehen.

TIPP

Der schnurgebundene Not-Stopp-Schalter (häufig
als »Safety Key« bezeichnet) sollte bei jedem Training an der Kleidung befestigt werden! Das aktive
Gerät »Laufband« besitzt ein höheres Gefähr-
dungspotential, und Stürze sind auch bei Geübten
nie ganz auszuschließen. Minimieren Sie also Ihre
Verletzungsgefahr mit dieser simplen Sicherheits-
einrichtung!

Rudergerät

Das Rudergerät gilt als der »Alleskönner« unter den
Ausdauergeräten und steht in dieser Aufstellung

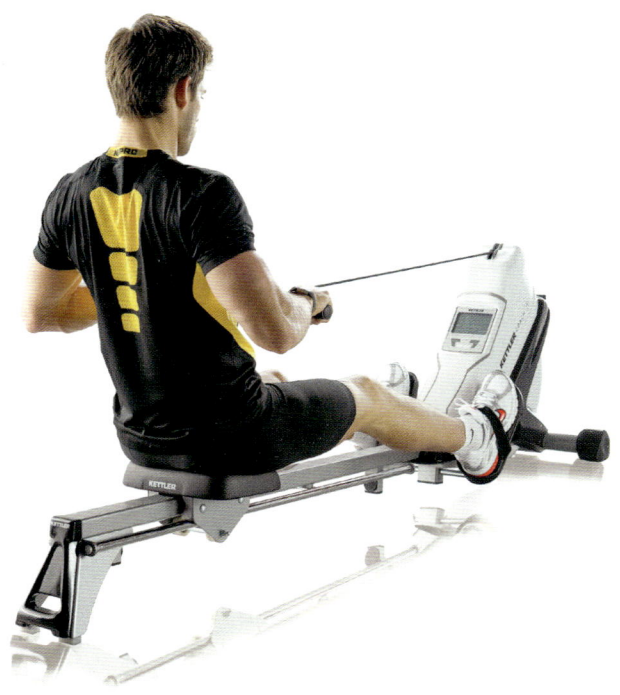

Training am Rudergerät Coach M

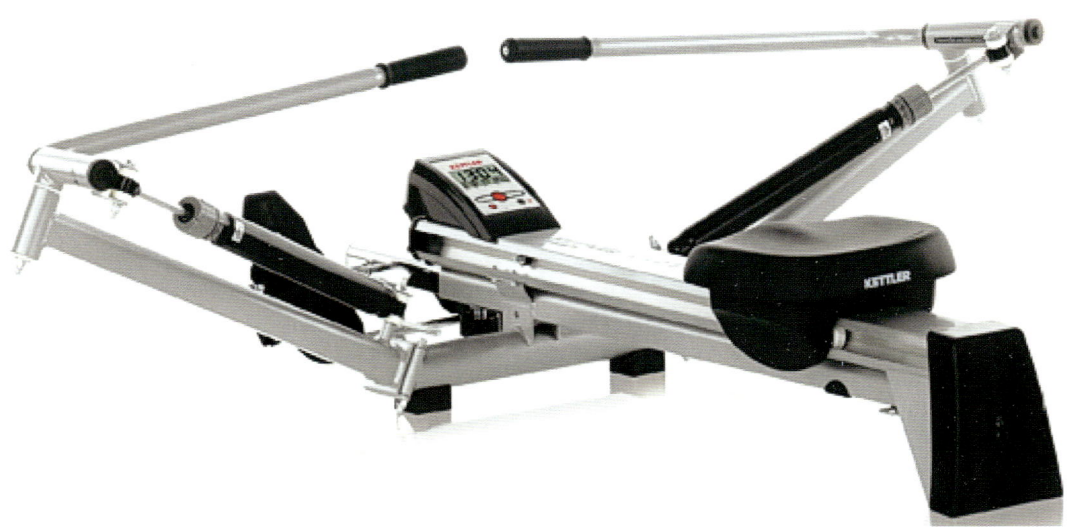

Das Rudergerät Kadett ermöglicht durch seine spezielle Auslegertechnik eine kreisförmige Ruderbewegung, die dem tatsächlichen Rudern auf dem Wasser nahe kommt.

nicht zufällig an der Grenze zu den Kraftgeräten. Die Rudersportler und -begeisterten wissen es schon lange: Kaum eine Bewegung ist so vielseitig wie die Ruderbewegung! Arm-, Schulter-, Rumpf- und Beinmuskulatur werden dynamisch und statisch beansprucht, und mit einem leistungsfähigen Bremssystem gelingt Ihnen neben einem Ausdauertraining auch eine effektive Kräftigung der Muskulatur.

Warum ein Rudergerät?

- Rudern ist eine idealtypische Kraftausdauersportart. So können Sie nicht nur das Herz-Kreislauf-System, sondern zugleich die Muskulatur stärken.
- Große Muskelgruppen werden gleichzeitig benutzt, weit mehr als 75 % der Muskulatur sind beansprucht.
- Der »runde« Rücken, nicht zuletzt durch lange Bildschirmtätigkeit, wird durch diese Form der Bewegung erfolgreich bekämpft: Der Oberkörper wird aktiv aufgerichtet und die Schulterblätter zusammengezogen.
- Schulter- und Armmuskulatur sind voll in die Bewegung integriert, die Arme müssen gestreckt und anschließend gegen Widerstand gebeugt werden.
- Die Rumpfmuskulatur muss den Oberkörper während der gesamten Bewegungsausführung stabilisieren.

Worauf sollten Sie achten?

Die Ruderbewegung ist in ihrer Koordination anspruchsvoll. Es ist sinnvoll, diese Bewegung unter fachkundiger Anleitung zu erlernen, am besten in einem Ruderverein oder in einem Fitnessstudio, das Rudertraining anbietet (davon gibt es allerdings nicht viele!).

Die Zugbewegung (Hin-Richtung der Ruderbewegung) geht von der Streckung der Beine aus (mit anfangs gestreckten Armen) und endet in der Beugung der Arme, wobei die Griffstange auf die untere Brustbeinspitze gezogen wird. Der Oberkörper ist dabei zuerst in einer leichten Vorlage fixiert und wird erst gegen Ende der Bewegung aufgerichtet und dann weiter nach hinten gezogen.

Die Rück-Richtung verläuft entgegengesetzt: Sie beginnt mit der Streckung der Arme (»Hände weg vom Körper«) und einem anschließenden langsamen (!) Nach-vorn-Rollen des Sitzes mit Beugung der Beine und Vorbringen des Oberkörpers.

Das Erlernen der technisch richtigen Bewegungsausführung sollte dem eigentlichen Training vorangestellt werden. Da diese mit zunehmender Ermüdung schlechter wird, sollte anfangs etwa 10–15 Minuten lang die Technik mit sehr geringen Widerständen geübt werden. Die Schlagfrequenz sollte dabei nicht mehr als 12–15 Schläge pro Minute betragen. Nach wenigen Wochen sollte die Bewegung dann soweit geübt sein, dass man mit den ersten Trainingseinheiten beginnen kann. Diese sollten immer durch einige Tage der Regeneration unterbrochen werden. Nutzen Sie diese Pausentage doch aktiv für ein dynamisches Bauchmuskeltraining oder für statische Übungen zur Kräftigung der Rückenmuskulatur!

Was sollten Sie beim Kauf beachten?

Es gibt zwei verschiedene Bauformen von Rudergeräten: Die einen besitzen mechanische Hebel, die den Skulls des Ruderboots nachempfunden sind und über Zylinder abgebremst werden, die anderen ein Seilzugsystem mit Schwungmassenbremse. Trotz eines meist höheren Anschaffungspreises sollten Sie die zweite Bauform bevorzugen, da der einteilige

TIPP

Es gibt Sitzschienen in unterschiedlicher Höhe (vom Boden gemessen). Niedrige Bauhöhen halten das Gerät zwar kompakt, sind aber für Ungeübte, Ältere oder Übergewichtige ungeeignet. Achten Sie also auf eine hohe Sitzschiene, sie ermöglicht einen einfachen und komfortablen Einstieg und sicheren Abstieg vom Gerät!

Handgriff eine harmonischere Bewegung zulässt (das rudertypische »Überziehen«, also Übereinander-Durchziehen der beiden Griffe entfällt).

Die Laufschiene des Sitzes sollte waagerecht liegen. Der Sitz sollte sich einfach von vorn nach hinten rollen lassen und möglichst fettfrei geführt werden bzw. gelagert sein.

Der Sitz sollte ergonomisch geformt sein, Sie sollten bequem und fest sitzen. Bedenken Sie, dass Sie die Sitzfläche mit Ihrem Gesäß hin- und herbewegen. Luftbremsen fühlen sich rudertypisch an, d. h., der Widerstand erhöht sich mit der Bewegungsgeschwindigkeit und der damit induzierten Luftströmung. Bewegte Luft ist aber relativ laut. Die wassergebremsten Systeme sind in ihrer Bewegung ebenfalls sehr rudertypisch, in ihrer Geräuschemission aber deutlich angenehmer, dafür in der Regel teurer.

Magnetbremsen (Permanent oder Induktion) sind außerordentlich leise; Sie sollten diese Systeme aber unbedingt ausprobieren und fachkundigen Rat einholen, damit Sie ein leistungsgerechtes und ergonomisch richtiges Rudertraining durchführen können. Eine einfache Handhabung der Anzeigeelektronik ist besonders wichtig, da die Bedienung innerhalb der Ruderbewegung erfolgt. Sie sollten auf große Tasten und eine einfache Bedienlogik achten.

Auch bei den Rudergeräten sind bereits Geräte mit Schnittstelle zum Anschluss eines Computers erhältlich. Wie Modelle mit integrierten Spiel- und Trainingsprogrammen bieten diese ein abwechslungsreiches und motivierendes Training.

Rudergeräte besitzen eine große Aufstellfläche. Wollen Sie das Gerät ortsveränderlich nutzen, sollten Sie auf leichtgängige Transportrollen achten. Der sichere Stand auch auf unebenem Grund sollte durch mindestens einen Höhenausgleich sichergestellt werden. Einige Hersteller ermöglichen einen platzsparenden vertikalen Stand während des Nichtgebrauchs. Einige Hersteller ermöglichen an dem Zugmechanismus auch andere Übungen, z. B. Bizepscurls im Stehen.

Stabilität ist bei jedem Fitnessgerät ein unbedingtes Kaufkriterium, auch beim Rudergerät. Sie erkennen leicht, dass die Mindestkriterien erfüllt sind, wenn das Gerät normgerecht nach EN 957-7 ist.

Geräte für das Krafttraining

Typische Geräte für das Krafttraining sind die einfachen Trainingsbänke sowie die meist multifunktionellen Krafttrainingsgeräte, die relativ leicht an der Widerstandserzeugung über einen Gewichtsblock und einem daran befestigten Seilzugsystem zu erkennen sind. Die Auswahl an solchen Geräten auch hinsichtlich ihrer Bauform und der Übungen ist vielfältig, daher sollen an dieser Stelle nur einige wichtige Home-Fitness-Geräte genannt sein, die einem Einsteiger in das Training als Orientierung dienen können.

Krafttraining gilt heute als wichtiger Baustein für das Fitness- und Gesundheitstraining. Neben seiner kräftigenden Wirkung auf die Muskulatur werden durch Krafttraining auch andere Strukturen des Bewegungsapparats gestärkt, wie Bänder, Gelenke oder Knochen. So wird die Mineralisierung (Kalziumeinlagerung) der Knochen durch die mechanischen Zug- und Druckbewegungen angeregt, womit die Osteoporose wirksam bekämpft werden kann.

Wir beginnen in unserer Betrachtung mit zwei Geräten, die die wichtige Rumpfmuskulatur kräftigen, die auch grundlegend für viele Übungen des zuvor vorgestellten Ausdauertrainings ist.

Bauchtrainer

Der hier vorgestellte Bauchtrainer ist eine einfache Bewegungshilfe, die Sie bei der richtigen Ausführung der Rumpfbeuge im Liegen unterstützt. Es ist nämlich für das Training der vorderen Bauchwandmuskulatur in dieser Übung entscheidend, dass der Oberkörper von oben nach unten, Wirbel für Wirbel aufgerollt wird. Eingeleitet wird die Bewegung dadurch, dass das Kinn auf die Brust gedrückt wird und dann nach den Halswirbeln die Brustwirbel von der Liegefläche abgehoben werden. Nicht verwechselt werden sollte die Übung mit den sogenannten »Sit-Ups«, die nicht nur deutlich schneller ausgeführt werden, sondern die hauptsächlich den im Becken verlaufenden Hüftbeuger trainieren. Hierbei wird der Oberkörper in einer geraden Haltung stabilisiert.

Warum ein Bauchtrainer?

- Eine trainierte Bauchmuskulatur mit einem sog. »Waschbrettbauch« sieht einfach gut aus.
- Der Oberkörper wird stabilisiert und die Haltung verbessert. Insbesondere das Hohlkreuz, also eine zu stark ausgeprägte Lendenwirbellordose, wird so muskulär kompensiert.
- Rückenschmerzen gehen häufig von einer zu schwachen Bauchmuskulatur aus. Sie sollten dann nicht nur die Rückenmuskulatur kräftigen, sondern auch deren »Gegenspieler« (Fachbegriff: Antagonist), nämlich die Bauchmuskulatur.

- Viele Sportarten, die Wurf- oder Schlagbewegungen des Arms erfordern (z. B. Werfen oder Schlagen eines Balles), benötigen eine kräftige Bauchmuskulatur. Verbessern Sie doch Ihr Tennisspiel durch ein effektives Bauchmuskeltraining!

Worauf sollten Sie achten?

Die Bewegungsausführung ist langsam und kontrolliert, keinesfalls »mit Schwung«. Im Aufrollen des Oberkörpers sollte durch den Mund ausgeatmet werden. Das Abrollen geschieht wie zuvor das Aufrollen langsam und kontrolliert; so trainieren Sie effektiv in beide Bewegungsrichtungen.

TIPP

Achten Sie beim Krafttraining immer auf die richtige Atmung. Vermeiden Sie auf jeden Fall »Pressatmung«, also das Luftanhalten oder Pressen gegen die verschlossenen Lippen.

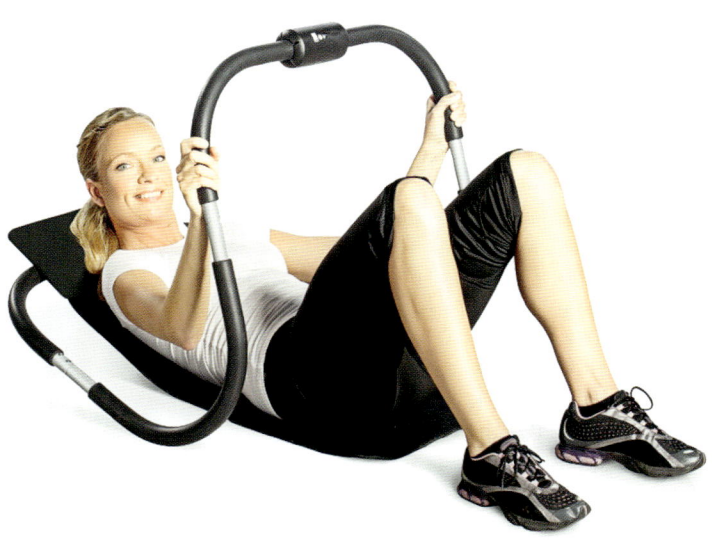

Unterstützung für das Bauchmuskeltraining

Was sollten Sie beim Kauf beachten?

Ein Nackenkissen zur Ablage des Hinterkopfs erhöht deutlich den Komfort.

Die integrierte Trainingsmatte sollte zwar weich und komfortabel sein, aber das wichtige Gefühl für die einzelnen Wirbelkörper nicht zu sehr dämpfen, so dass die Bewegung immer kontrolliert ausgeführt werden kann.

Eine bebilderte Trainingsanleitung ist hilfreich, allerdings finden Sie auch viele Videoanleitungen im Internet (z. B. www.kettfit.de).

Rückentrainer

Eine Untersuchung in Deutschland hat unlängst ergeben, dass über 40 % der Bevölkerung mindestens einmal im Jahr über Rückenschmerzen klagen. Damit ist dies die häufigste Ursache von Schmerzen im muskulo-skeletalen (also das Haltesystem betreffenden) Bereich. Meist werden diese Schmerzen mit allerlei Schmerzmitteln bekämpft, ohne jedoch ihre eigentliche Ursache anzugehen. Hier rächt sich die Bewegungsarmut der heutigen Zeit und insbesondere die überwiegend sitzende Körperhaltung. Auch das, was vielfach gut gemeint ist, nämlich Lordosestützen oder »orthopädisch geformte« Sitze, hilft nur passiv und vermeidet nur Schmerzen in der jeweiligen Situation. Die Rückenmuskulatur kräftigen und für ein aktives Stützen sorgen können nur Sie selbst, nämlich durch aktives Krafttraining für den Rücken. Der hier vorgestellte Rückentrainer ist eine sehr effektive und gute Hilfe beim Training. Es gibt ihn in unterschiedlichen Ausführungen, auch als multifunktionelles Gerät, das mehrere Übungen ermöglicht.

Warum ein Rückentrainer?

- Für dynamische kräftigende Übungen des unteren Rückens.
- Eine gut ausgebildete Rumpfmuskulatur (Bauch und Rücken) beugt Fehlhaltungen vor und vermeidet so Rückenschmerzen.
- Eine starke Rückenmuskulatur richtet die Wirbelsäule auf und vermeidet so einseitige Belastungen der Zwischenwirbelscheiben (Bandscheiben).

Worauf sollten Sie achten?

Eine korrekte Übungsausführung ist unabdingbar, insbesondere sollten Sie eine zu starke Überstreckung (Hohlkreuzposition) vermeiden. Falls keine zweite Person die korrekte Endposition der Bewegung überprüfen kann, ist ein Spiegel eine gute Hilfe. Die Übung wird in beide Richtungen betont langsam ausgeführt. Dabei sollten Sie jeweils langsam und kontinuierlich ausatmen und keinesfalls die Luft anhalten. Sollten Sie bereits geübt sein, können Sie die Übung mit Zusatzgewicht optimieren. Führen Sie die Übung z. B. mit über den Kopf ausgestreckten Armen durch.

In der Endposition der Bewegung können Sie durch ein seitliches Nach-oben-Strecken jeweils eines Armes auch schräg verlaufende Muskelfasern aktivieren. Diese Übung können Sie auch mit zwei Kurzhanteln ausführen, die Sie vor die Brust halten.

Was sollten Sie beim Kauf beachten?

Die Stabilität des Fitnessgeräts ist ein wichtiges Kaufkriterium. Probieren Sie also den Rückentrainer

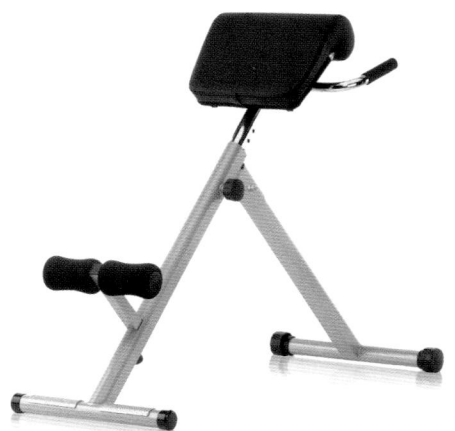

Die Trainingsbank Tergo

vor dem Kauf auf jeden Fall aus – er sollte Ihnen ein sicheres Gefühl geben. Das Beckenpolster sollte sich ausreichend verstellen lassen, so dass Sie eine gute Trainingsposition für Ihre Körpergröße finden. Probieren Sie auch eine seitliche Körperposition aus, so können Sie effektiv die seitliche Bauchwand kräftigen. Obwohl viele Geräte nicht für diese Körperhaltung ausgelegt sind, gestatten doch einige eine effektive und ergonomische Ausführung der Übung. Nichts wird bei Kraftgeräten so kontrovers diskutiert wie die Polsterung. Was dem einen zu hart ist, ist dem anderen zu weich und umgekehrt! Nicht vermeidbar ist die Alterung der Polster, und was auf den ersten Blick als zu hart erschien, drückt sich vielleicht nach längerem Gebrauch unangenehm durch. Fragen Sie also nach, ob es Ersatzpolster für das Gerät gibt.

TIPP

Schweiß verträgt sich nicht mit den handelsüblichen Kunstlederbezügen von Polstern. Legen Sie also auch zuhause ein Handtuch auf oder reinigen Sie das Gerät unmittelbar nach Gebrauch gründlich, um Sprödigkeit und Risse an Ihrem Gerät zu vermeiden.

Trainingsbänke

Trainingsbänke sind weitverbreitete Hilfsmittel, die Ihnen in Verbindung mit Freihanteln viele verschiedene Übungen ermöglichen. Ihre Beschaffenheit wird in der Industrienorm EN 957-4 geregelt – fragen Sie ruhig beim Kauf danach, ob diese Norm erfüllt wird.

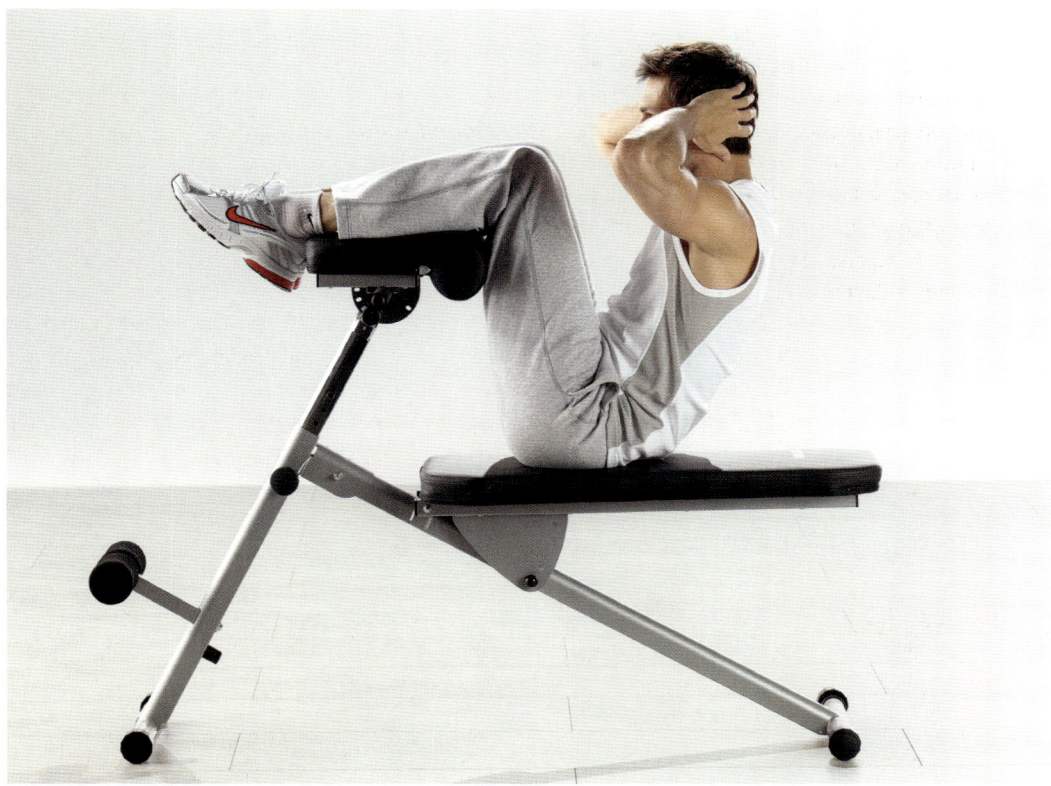

Situp auf der Trainingsbank

Zusätzlich wird zum Training ein Satz Freihanteln benötigt. Diese gibt es in vielen abgestuften Größen, aber auch für die variable Bestückung mit Kurz- oder Langhantelstangen und passenden Gewichtsscheiben. Insbesondere bei verschiedenen Übungen mit wechselnden Gewichten werden Sie die festen Hanteln zu schätzen wissen, denn das Training kann ohne einen ständigen Wechsel der Hantelscheiben zügig vorangehen.

Es gibt Trainingsbänke in verschiedenster Bauform, angefangen von einfachen Liegen mit verstellbarer Rückenlehne, die mit Kurzhanteln oder in Kombination mit einer Langhantelablage benutzt werden. An diese Grundform kann häufig eine Konstruktion zum Training der Beinstrecker und Beinbeuger angeschraubt werden, die häufig auch beim Bauchmuskeltraining als Beinablage nützlich ist. Die Topausstattung für Ihre Home Fitness stellen dann multifunktionale Trainingsbänke dar. Hier kann durch den angeflanschten Zugturm der Oberkörper mit einer Reihe von zusätzlichen Übungen trainiert werden.

Warum eine Trainingsbank?

- Bewegungen, die ohne mechanische Führung frei im Raum ausgeführt werden (ungeführte Bewegungen), kräftigen einerseits und schulen anderseits in hohem Maße die Koordination.
- Es werden nicht isolierte Muskeln oder Muskelgruppen trainiert, sondern ein ganzes System zusammenhängender Muskelschlingen, das auch angrenzende oder umliegende stabilisierende Muskeln mit einschließt.
- Insbesondere die multifunktionalen Trainingsbänke bieten beste Voraussetzungen für ein variables Training.
- Die Trainingsgewichte können sehr fein abgestuft werden. So kann das Training in kleinen Schritten intensiviert werden.

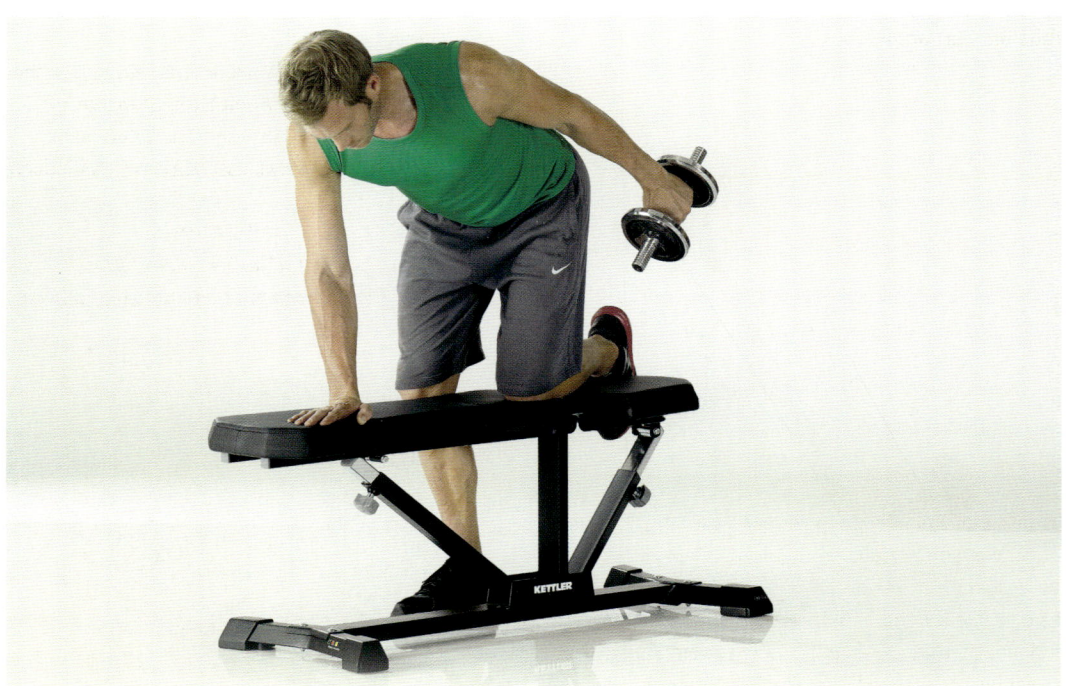

Kickback auf der Trainingsbank

Worauf sollten Sie achten?

Achten Sie unbedingt auf eine korrekte Ausführung der Übung. Hier hilft eine zweite Person, die die korrekte Ausführung der Bewegung überprüfen kann. Bankdrücken mit der Langhantelstange sollte immer mit einer zweiten Person zur Sicherung trainiert werden. Diese sollte während der Ausführung hinter der Langhantelstange stehen und bei zunehmender Ermüdung unterstützend tätig werden. Beim Auf- und Abstecken von Gewichtsscheiben auf der Langhantelablage sollte immer der Sicherungsbügel betätigt werden.

Die Übungen mit Hanteln sollten anfangs besonders langsam und kontrolliert ausgeführt werden. Besser Geübte können das Training auch hinsichtlich der Ausführungsgeschwindigkeit variieren, aber das Ablassen einer Hantel sollte immer langsam geschehen. Kontrollieren Sie jederzeit die Atmung beim Training. Während der Übungsausführung sollten Sie langsam und kontinuierlich ausatmen und keinesfalls die Luft anhalten.

TIPP

Freie Bewegungen sollten ständig in ihrer Ausübung kontrolliert werden. Ein rollbarer Standspiegel kann hier eine wertvolle Hilfe sein.

Was sollten Sie beim Kauf beachten?

Auch bei Trainingsbänken ist die Stabilität des Geräts ein wichtiges Kaufkriterium. Achten Sie auch auf die Einhaltung der Norm EN 957-4; auf jeden Fall sollten konstruktive Mindeststandards gewährleistet sein. Trainingsbänke sollten Sie nicht »aus dem Katalog« kaufen. Eine Begutachtung des aufgebauten Zustands und ein ausgiebiges Ausprobieren sollten dem Kauf vorausgehen.

Es gibt fixe Kurzhanteln in vielerlei Gewichtsabstufungen. Alternativ können Sie Kurzhantelstangen mit variablen Gewichten einsetzen. Die Entscheidung für die eine oder andere Variante hängt nicht zuletzt von Ihrem Budget und Ihrem Komfortanspruch ab. Achten Sie auf die Eignung der Hantelbank für Ihre Körpergröße. Insbesondere Geräte aus Fernost sind häufig nicht an die europäischen Größenverhältnisse angepasst. Verstellmöglichkeiten sollten ausreichend vorhanden sein und viele verschiedene Positionen ermöglichen. Die maximale Gewichtsbelastung sollte Ihren Trainingsansprüchen genügen.

Die richtige Breite der Sitz- und Liegefläche ist oft Gegenstand kontroverser Diskussionen. Breite Flächen sind komfortabel, aber sie schränken auch manche Bewegung im Schultergelenk ein. Schmale Flächen beschränken die Bewegung des Schultergürtels nur wenig.

Auch die Polsterung wird häufig diskutiert. Bedenken Sie auch hier die Alterung und den Servicefall und wählen Sie eher eine harte Polsterauflage.

Bei Platzmangel sollten Sie Klappmechanismen oder mehrteilige Trainingsbänke bevorzugen, die Sie nach dem Gebrauch wieder platzsparend verstauen können.

Ein Hantel- und Scheibenständer ist ein praktisches Zubehör. Sie finden auf Anhieb die Gewichte, die Sie suchen, und die Verletzungsgefahr durch herumliegende Hanteln oder Gewichtsscheiben wird minimiert.

Multifunktionale Kraftstation

Die multifunktionalen Kraftstationen scheinen auf den ersten Blick mit den multifunktionalen Trainings-

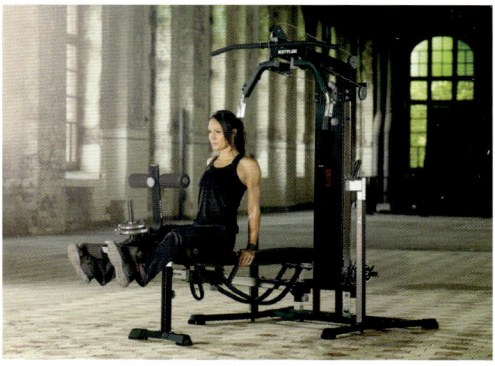

Krafttraining an der Delta XL

bänken nahe verwandt. Typischerweise verfügen sie nur über einen Stapel aus Gewichtsplatten, der für die Widerstandserzeugung bei jeder Übung verantwortlich ist. Dieser Gewichtsstapel wird dann über einen variablen Seilführungsmechanismus an die verschiedenen Adapter, Hebel und Polster angedockt. Diese Geräte gestatten eine Vielfalt von geführten Bewegungen, und damit ist auch der wichtigste Unterschied zu den zuvor besprochenen Hantelbänken beschrieben. Die einzelnen Trainingsbewegungen erfolgen nämlich geführt in mechanischen Konstruktionen und sind damit auch für den Anfänger deutlich besser fehlerminimiert auszuführen als die freien Bewegungen.

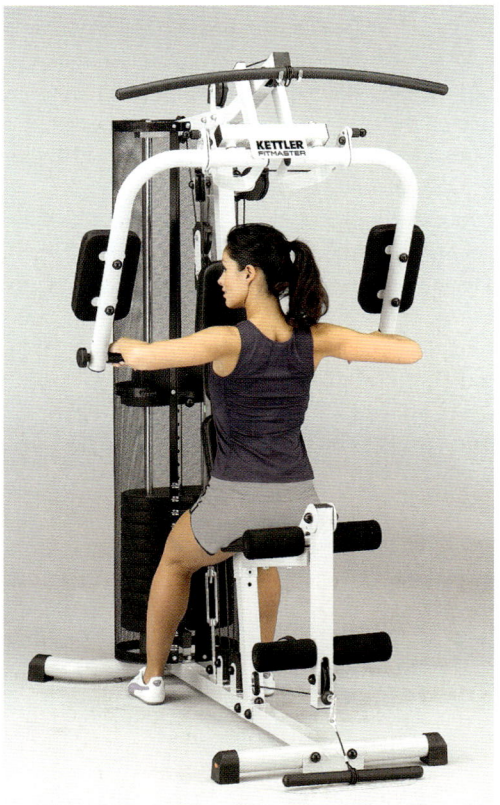

Rudern an der Kraftstation

Diese Einfachheit, kombiniert mit der Vielseitigkeit der angebotenen Trainingsübungen, macht die Kraftstation auch für ältere Menschen zum idealen Trainingsgerät. Und Krafttraining lohnt sich für jede Altersgruppe: So hat unlängst eine Studie bei 75- bis 90-Jährigen eine deutlich verbesserte Alltagsmobilität und Funktionalität durch ein mehrwöchiges Krafttraining gezeigt. Zum Krafttraining ist es also nie zu spät!

Warum eine multifunktionale Kraftstation?

- Geführte Bewegungen sind effektiv und auch für den Trainingsanfänger leicht zu erlernen und ohne Fehler zu praktizieren.
- Die Multifunktionalität bietet beste Voraussetzungen für ein variables Training, das motivierend bleibt und nicht langweilig ist.
- Die Trainingsgewichte können sehr fein abgestuft werden. So kann das Training in kleinen Schritten intensiviert werden.

Worauf sollten Sie achten?

Eine korrekte Übungsausführung wird durch die weitestgehende Führung in den Übungen erleichtert und ist so immer gewährleistet. Nutzen Sie nicht nur die ständige Selbstkontrolle während der Ausführung, sondern trainieren Sie zusammen mit einem Partner, der Sie ggfs. kontrollieren und korrigieren kann. Krafttraining lebt nicht nur von der Anspannung der Muskeln, sondern auch von der Regeneration: Halten Sie zwischen den Übungssätzen ausreichende Pausen ein. Falls Sie täglich trainieren wollen, sollten Sie die Körperregionen entsprechend wechseln, damit sich die nicht trainierten Bereiche lange genug erholen können, z.B.:

- Tag 1: Schultern und Arme
- Tag 2: Beine und Gesäß
- Tag 3: Rücken und Bauch
- Tag 4: wie Tag 1.

Während der Übung sollte der Gewichtsblock nie vollständig entlastet werden, das Zugseil also ständig unter Spannung sein. Der Bewegungsbereich der

Gelenke (engl. range of motion) sollte vollständig ausgeschöpft werden. Tasten Sie sich also bis an die anatomischen Grenzen vor, und versuchen Sie, diese auch noch bei zunehmender Ermüdung zu erreichen. Die Übungsgeschwindigkeit ist kontrolliert und langsam, mit zunehmender Übung können Sie das Abheben des Gewichtsblocks (Hin-Richtung der Bewegung) auch schneller ausführen. Das Ablassen (Rück-Richtung) sollte aber immer betont langsam passieren.

Beachten Sie die korrekte Atmung beim Training: Während der Übungsausführung sollten Sie langsam und kontinuierlich ausatmen und keinesfalls die Luft anhalten (Pressatmung!).

Was sollten Sie beim Kauf beachten?

Auch bei multifunktionellen Trainingsgeräten ist die Stabilität ein wichtiges Kaufkriterium. Achten Sie auch auf die Einhaltung der Norm EN 957-2, so sollten konstruktive Mindeststandards gewährleistet sein.

Multifunktionelle Trainingsgeräte sollten Sie nicht »aus dem Katalog« kaufen. Eine Begutachtung des aufgebauten Zustands und ein ausgiebiges Ausprobieren sollten dem Kauf vorausgehen.

Die Qualität dieser Geräte zeigt sich insbesondere in der Seilführung und in den Führungen und Lagern der Hebel. Probieren Sie die Geräte mit variablem Gewicht und variablen Bewegungsgeschwindigkeiten aus. Fühlt sich die Bewegung gleichmäßig und gut an?

Achten Sie auf die Eignung des Trainingsgeräts für Ihre Körpergröße. Sollte der Aufstellungsort, z. B. ein Kellerraum, keine ausreichende Bauhöhe zulassen, entscheiden Sie sich nicht für das kleinere Gerät, sondern für einen anderen Aufstellungsort!

Multifunktionale Kraftgeräte sind sehr schwer, und das Gewicht ist insbesondere im Bereich des Gewichtsblocks lokalisiert. Manche Wohnräume und bestimmte Fußbodenkonstruktionen können ungeeignet für diese Gewichtsbelastung sein! Im Zweifel sollten Sie einen Architekten oder Baustatiker fragen, ob die geplante Aufstellung eines solchen Geräts möglich ist. Eventuell ist auch durch eine untergelegte (Holz-)Platte der Gewichtsdruck besser zu verteilen.

Verstellmöglichkeiten sollten ausreichend vorhanden sein und viele verschiedene Positionen ermöglichen. Sie sollten Ihren anatomischen Bewegungsbereich ohne mechanischen Anschlag in der Hin- und Rück-Richtung der Bewegung vollständig ausschöpfen können.

Die maximale Gewichtsbelastung sollte Ihren Trainingsansprüchen genügen. Manche Hersteller bieten zusätzliche Gewichtsplatten als Zubehör an. So können Sie Ihr Gerät aufstocken.

Sitz- und Liegefläche sollten nicht nur komfortabel sein. Insbesondere sollten sie ein ordentliches Widerlager beim Einleiten der Kraft geben und das Stützen ermöglichen, ohne die Bewegung z. B. des Schultergürtels einzuschränken.

Eine hochwertige Polsterung insbesondere an den Hebeln, mit denen die Kraft eingeleitet wird, ist unbedingt notwendig. Nicht alles, was gut aussieht, ist auch bequem. Bedenken Sie auch hier die Alterung und den Servicefall und legen Sie immer ein Frottee-Handtuch bei den Übungen auf, um sofort den Schweiß aus Ihrem Trainingsfleiß aufzunehmen.

Bei Platzmangel sollten Sie Geräte mit einem Falt- oder Klappmechanismus wählen. So können Sie das Gerät nach dem Gebrauch platzsparend verstauen.

TIPP

Das Ohr ist ein wichtiges Kontrollinstrument beim Training mit einem Kraftgerät! Außer Ihrer Atmung sollte möglichst wenig zu hören sein, insbesondere nicht der Gewichtsblock. Beachten Sie also die korrekte ergonomische Einstellung des Geräts und halten Sie das Zugseil ständig unter Spannung.

SPEZIELLE TRAININGSZIELE: ÜBUNGEN MIT UND OHNE GERÄT

In diesem Kapitel finden Sie erprobte Übungen für die Trainingsziele

- Gesundheit
- Fatburning/Gewichtsabbau
- Allgemeine sportliche Fitness
- Beweglichkeit/Koordination
- Fitness für Profis.

Die vorangestellten Grundlageninformationen liefern Ihnen dabei wichtige Tipps zur korrekten Ausführung.

Was Sie bei Ihrem Training beachten sollten

Das Hauptziel des Heimtrainings ist der Erwerb und Erhalt einer umfassenden körperlichen Fitness. Wer Ausdauertraining betreibt und dazu noch die Bauchmuskeln kräftigt, um für die Freibad-Saison gewappnet zu sein, ist also weit davon entfernt, körperlich fit zu sein. Auch wenn das Erreichen körperlicher Attraktivität überaus verlockend ist, sollten Sie sich Gesundheit und allgemeine Fitness als Hauptziele setzen, denn nur über das Erreichen dieser Ziele ist auch Ihr optisches Wunschziel – ein straffer, wohlgeformter Körper – zu erreichen. Sagen Sie sich: »Aufgrund der vielen Vorteile möchte ich sportlich fit werden. Dabei ist mir aber auch das Schlanksein wichtig, und ich will es nicht aus den Augen verlieren. Also verbinde ich das eine mit dem anderen.«

Ausdauer, Kraft, Beweglichkeit und Koordination

Wichtig für das allgemeine Fitness-Niveau sind konditionelle und koordinative Fähigkeiten: Ausdauer, Kraft, Beweglichkeit und Koordination. Bei den Übungen finden Sie jeweils einen Info-Abschnitt, der Ihnen Tipps für die physiologisch korrekte Ausführung gibt. Die Ausdauerübungen werden beispielhaft an den entsprechenden Geräten erklärt. Sie sind jedoch mit der gleichen Belastungsstufe auch gut an anderen Geräten durchführbar.

Kraftübungen

Die Anforderungen, die die Kraftübungen stellen, können zum Teil noch gesteigert werden. Diese Möglichkeit ist durch das Symbol + gekennzeichnet. Ist für die gesteigerte Ausführung eine detailliertere Erklärung erforderlich, folgt diese in einem Extra-Abschnitt. Auf die noch folgende genaue Erklärung verweist der Pfeil >. Sollten bei der Steigerungsform Lang- bzw. Kurzhanteln verwendet werden, so werden diese als LH und KH abgekürzt.

Die Anforderungen steigern

Wenn Sie Anfänger sind und Ihr Ziel die allgemeine Fitness ist, beginnen Sie am besten mit dem Gesundheitstraining und steigern sich dann mit den beiden Fitnessbausteinen. Ist Ihr Ziel der Ausbau einer bereits bestehenden Fitness, können Sie je nach Kondition und Ziel ohne Grundlagentraining mit einem der Fitnessbausteine beginnen.

Auch »Fatburning/Abnehmen« ist ein Teilziel auf dem Weg zu einem gesunden und fitten Körper. Für dieses Teilziel können Sie jedoch nur effektiv trainieren, wenn Sie bereits über eine bestimmte körperliche Grundlage verfügen – dann aber ist es sehr wirksam. Als Ungeübter sollten Sie zunächst eine allgemeine Fitness erwerben, bevor Sie diesen Übungsbaustein trainieren.

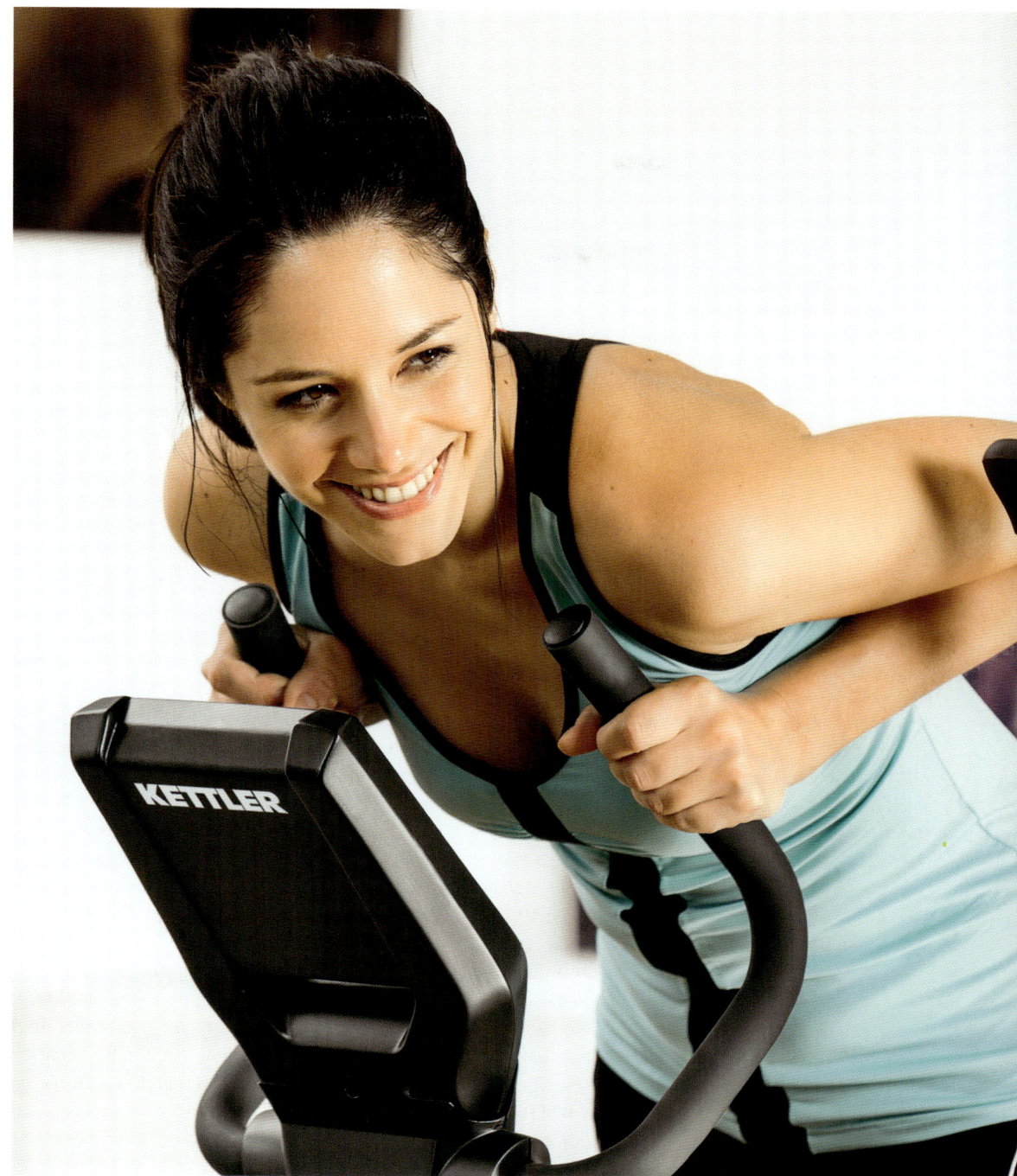

Trainingsvorschläge für Ihr Gesundheitstraining

Beim Gesundheitstraining geht es darum, eine gesunde physiologische Grundlage zu schaffen, auf der Sie dann Alltagsbelastungen und sportliche Anforderungen gut bewältigen können. Das Training besteht aus Ausdauer- und Kraftübungen. Denn Sie wissen ja, Gesundheit und Fitness sind nicht dasselbe!

Das sollten Sie beim Ausdauertraining Gesundheit beachten

Wenn Sie Ihrer Gesundheit und Fitness zuliebe ein besonderes Gewicht auf das Herz-Kreislauf-Training legen möchten, sollten Sie sich darauf einstellen, möglichst lange zu trainieren. Die Belastungsintensität ist dabei im unteren Bereich der Fitnesstrainingszone zu wählen und sollte nicht mehr als 70 bis 75 Prozent der Maximalleistung betragen (siehe Seite XX).

Damit Sie gesundheitlich voll von Ihrem Ausdauertraining profitieren, müssen Sie einen wöchentlichen Mehrverbrauch von etwa 2000 Kalorien erreichen. Die Kontrolle der Belastungsintensität mittels einer EKG-genauen Pulsuhr ist unbedingt zu empfehlen. Ihr Training gestalten Sie am besten nach der Dauermethode. Dabei bewegt sich die Herzfrequenz immer auf einem bestimmten Niveau und schwankt nur leicht.

Ausdauertraining auf dem Fitnessgerät

Training zur Verbesserung der aeroben Kapazität durch die Dauermethode auf dem Bike

- Stellen Sie die Sitzhöhe Ihres Bikes so ein, dass das Bein im Kniegelenk fast komplett gestreckt ist, wenn Sie die Ferse auf das Pedal in der untersten Position stellen. Ziehen Sie die Pedalriemen fest um die Füße.
- Stellen Sie nun das Programm am Ergometer ein. Die Trainingsdauer für Anfänger beträgt 20 bis 35 Minuten, für Trainierte 35 bis 60 Minuten. Die Belastungsintensität ist mit ca. 60 bis 85 Prozent der maximalen Herzfrequenz zu wählen

(entspricht auf dem Polarmessgerät der Own ZoneTM basic).

- Pedalieren Sie stets mit einer Trittfrequenz von mindestens 75 U/min. Wichtig: Halten Sie die Knie parallel, so dass sie nicht nach innen oder außen abweichen. Versuchen Sie, fest im Sattel zu bleiben und »Sattelhüpfen« zu vermeiden. Fahren Sie entspannt und achten Sie darauf, die Schultern nicht verkrampft nach oben zu ziehen. Überprüfen Sie immer wieder die Haltung der Schultern. Halten Sie die Ellbogen leicht gebeugt und die Handgelenke gerade. Stellen Sie sich vor, dass Sie nicht nach unten, sondern nach vorne treten.

Übungen für Bauch, Rücken, Beine

Krafttraining zielt besonders auf die Stärkung der zumeist schwachen Rumpfmuskulatur. Beginnen Sie jede statische Übung, indem Sie die Ausgangsposition einige Sekunden lang halten. Bleiben Sie 10 Sekunden lang in der Endposition und kehren Sie dann für etwa 3 Sekunden wieder in die Ausgangsposition zurück. Wiederholen Sie die Übung in diesem Zeitrhythmus. Dehnen Sie nach einer Übung möglichst die gegenseitige Muskulatur, bevor Sie zur nächsten Übung wechseln.

Rückenstrecken über Gymnastikball (+ Tube bzw. Theraband)

- Knien Sie sich auf die Matte und legen Sie den Gymnastikball direkt vor sich.
- Legen Sie sich mit dem Oberkörper ganz rund über den Ball. Die Knie sind leicht vom Boden abgehoben oder auf die Matte gestellt.

TIPP

Auch wenn es am Anfang nicht ganz leicht fällt: Atmen Sie ruhig weiter. Entwickeln Sie Ihren eigenen Atemrhythmus, der durchaus von Übung zu Übung variieren kann.

- Die Arme mit nach unten gerichteten Handflächen leicht nach vorne strecken und den Blick nach unten richten. Dies ist die Ausgangsposition.
- Heben Sie nun den Oberkörper vom Ball. Richten Sie sich dabei nur mit der Kraft der Rückenmuskulatur auf, während Sie die Schulterblätter zueinander ziehen.
- Halten Sie die Endposition und kehren Sie dann wieder in die Ausgangslage zurück. Die Bewegung geschieht nur aus der Wirbelsäule und dem Schultergürtel heraus.

Rückentrainerübungen für die tief liegende Rückenmuskulatur

Anders als beim Rückenstrecken auf dem Gymnastikball wird beim Rückentrainer die tief liegende Rückenmuskulatur statisch gekräftigt. Besonders beansprucht werden auch die Muskeln von Gesäß und Oberschenkelrückseite.

- Legen Sie sich mit dem Becken so auf das Polster, dass der Beckenkamm frei liegen kann. Beugen Sie leicht die Knie und fixieren Sie die Unterschenkel an der Gerätevorrichtung. Die

Arme entweder seitlich neben dem Oberkörper halten oder vor der Brust verschränken.
- Beugen Sie sich nun kontrolliert nach unten, bis Ober- und Unterkörper im rechten Winkel zueinander stehen. Kehren Sie in die Ausgangslage zurück, aber überstrecken Sie nicht. Bei Herz-Kreislauf-Beschwerden ist die Rückentrainerübung nicht zu empfehlen.

Diagonales Arm-Bein-Heben für den Rücken und das Gesäß (+ KH und Fußmanschetten)

- Legen Sie sich in Bauchlage auf eine Trainingsmatte. Strecken Sie die Beine nach hinten und die Arme fast ganz durchgestreckt nach vorne. Der Kopf ist leicht angehoben, die Augen blicken nach unten. Ziehen Sie nicht die Schultern nach oben.
- Heben Sie den rechten Arm und das linke Bein etwa einen Zentimeter vom Boden ab und drücken Sie gleichzeitig den linken Arm und das rechte Bein in Richtung Boden.
- Halten Sie die Position und wechseln Sie dann zur anderen Seite. Wichtig: Das Becken muss aufgerichtet sein. Schieben Sie dazu Ihr

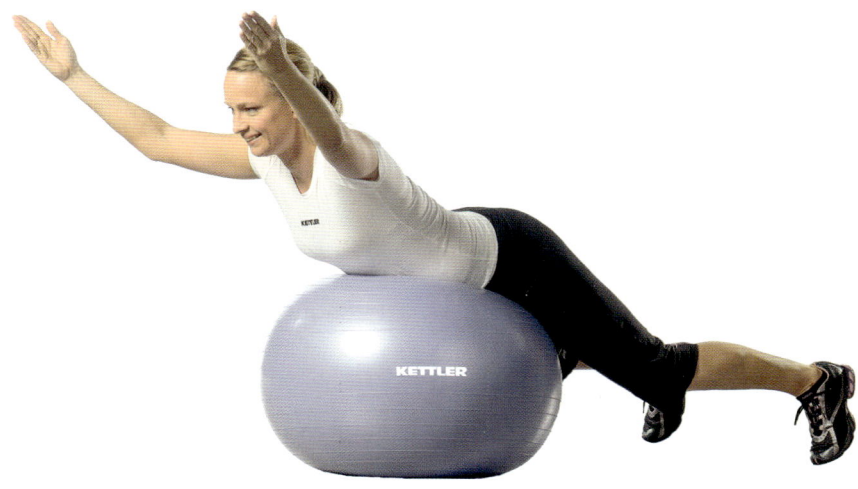

Rückenstrecken über dem Gymnastikball

Becken mit der Kraft der Gesäßmuskulatur in Richtung Matte und versuchen Sie, die Lendenwirbelsäule »rund zu machen«. Um ein Gefühl für die richtige Haltung zu entwickeln, können Sie zunächst auch das Gegenteil ausprobieren. Sie werden feststellen, dass Sie das Bein höher anheben können, wenn Sie die Übung ohne Beckenaufrichtung, d. h. mit Beckenkippung (Hohlkreuz), durchführen. Spannen Sie aber, so wie es richtig ist, den Po kräftig an, dann können Sie das Bein nur wenige Zentimeter anheben.

Achten Sie darauf, die Gesäßspannung während der gesamten Übung beizubehalten.

Beckenheben mit Unterstützung für die Bauch-muskeln (> + ohne Unterstützung, siehe Seite 109 und 118)

- Legen Sie sich in Rückenlage auf eine Trainingsmatte und die Unterschenkel so auf einen Ball, dass Ober- und Unterschenkel einen rechten Winkel bilden. Die Arme seitlich neben dem Körper ablegen oder über den Kopf nach hinten ausstrecken und irgendwo fixieren.
- Wenn Sie gegen die Fixierung drücken, wird die Muskelbeanspruchung intensiver.
- Nun zuerst den Kopf anheben, dabei ein Doppelkinn machen und schräg nach oben blicken.
- Als nächstes das Becken gerade nach oben drücken, so dass es möglichst vollständig in der Luft ist und das Gewicht des Oberkörpers auf den Schultern ruht. Diese Position für einige Sekunden halten. Dann langsam wieder senken.

TIPP
Versuchen Sie, mit der Kraft der Bauchmuskeln zu arbeiten und weniger mit der Kraft der Hüftmus-keln.

Brücke (+einbeinig, +erhöht)

- Legen Sie sich auf den Rücken. Stellen Sie die Füße auf den Boden und ziehen Sie die Fußspitzen in Richtung Körper, so dass nur noch Ihre Fersen Bodenkontakt haben. Die Unterschenkel sollten mit den Oberschenkeln in etwa einen rechten Winkel bilden. Die Arme liegen leicht abgespreizt seitlich neben dem Körper, die Handrücken zeigen Richtung Boden.
- Heben Sie nun das Gesäß an, bis der Körper (Oberschenkel–Becken–Rumpf) eine gerade Linie bildet. Diese Position für einige Sekunden halten.

TIPP
Wichtig: Machen Sie ein Doppelkinn, um die Halswirbelsäule zu strecken. Sie intensivieren diese Übung, wenn Sie den Abstand zwischen Unter- und Oberschenkel vergrößern.

Kniebeugen (+Tube, +KH, > +einbeinig, siehe Seite 120)

Mit diesen Kniebeugen kräftigen Sie auch diejeni-gen Muskeln, die benötigt werden, um Gegenstände

TIPP
Viele glauben, dass Kniebeugen simpel sind, aber sie haben es wirklich in sich. Üben Sie die kor-rekte Ausführung Schritt für Schritt, damit jedes Detail sitzt.

Wichtig: Stellen Sie sich ein Lineal vor, das senk-recht an Ihre Fußspitzen gestellt wird. Die Knie müssen sich immer hinter dem Lineal befinden. Um die Übung richtig einzuüben, hat es sich be-währt, am Anfang eine Bank oder einen ähnlichen Gegenstand hinter das Gesäß zu stellen. Sollten Sie das Gleichgewicht verlieren, können Sie sich darauf setzen.

rückengerecht vom Boden aufzuheben, nämlich die Muskulatur von Gesäß, der tief liegenden Rückenmuskulatur sowie von Ober- und Unterschenkeln.

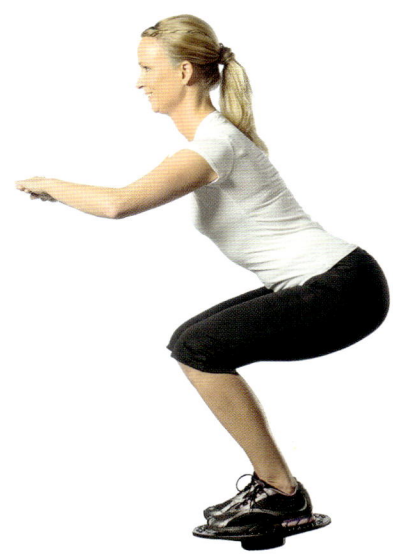

Trainiert die Koordination: Kniebeuge auf dem Balance Board

- Stellen Sie sich gerade hin. Die Füße stehen mindestens hüftbreit auseinander und parallel, die Fußspitzen zeigen leicht nach außen. Bauch und Gesäß sind angespannt. Achten Sie darauf, dass Sie kein Hohlkreuz machen.
- Gehen Sie nun mit geradem und leicht nach vorne geneigtem Oberkörper in die Knie, bis die Oberschenkel parallel zum Boden sind. Halten Sie diese Position.

Beinpresse an der multifunktionalen Kraftstation
Ähnlich wie Kniebeugen ist diese Komplex-Übung optimal für Ihre Beinmuskulatur. Besonders gekräftigt werden Gesäß und Oberschenkel.
- Sitzen Sie gerade und stabil. Der Rücken lehnt am Rückenpolster, der Bauch ist angespannt.
- Stellen Sie die Füße parallel auf die Pedale. Die

Knie sind leicht gebeugt, die Beine parallel.
- Halten Sie sich an den Griffen fest und drücken Sie die Beinpresse nach vorne. Die Knie dabei nicht ganz durchstrecken.
- Ziehen Sie anschließend die Beine wieder zurück, bis der Kniewinkel etwa 90 Grad beträgt.

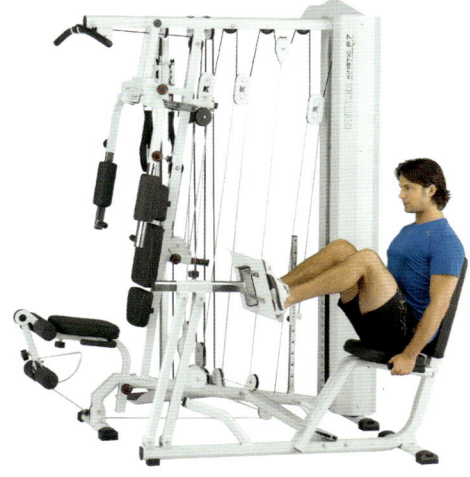

Beinpresse an der Kraftstation

TIPP
Hüfte, Knie und Fuß müssen in einer Linie sein und dürfen nicht nach innen oder außen abweichen. Je höher die Füße auf den Pedalen stehen, desto stärker wird die Gesäßmuskulatur gekräftigt.

Übungen für gezieltes Fatburning

Um erfolgreich Fett abzubauen, ist neben einer angepassten Ernährung und möglichst viel Bewegung im Alltag vor allem ein kombiniertes Training von Ausdauer und Kraft wichtig. In diesem Trainingsblock wird deshalb ein Fettstoffwechsellauf auf dem Laufband mit Kraftausdauertraining kombiniert. Dieses spezielle Training ermöglicht es, dass Sie nicht nur während, sondern auch nach dem Training reichlich Fett verbrennen, und zwar sogar dann noch, wenn Sie sich schon im tiefsten Schlaf befinden.

Die richtigen Geräte

Für das Ausdauertraining empfehlen wir Ihnen Laufband oder Rudergerät. Wenn Sie jedoch stark übergewichtig sind, sollten Sie anstelle des Laufbands ein gelenkschonendes Low-Impact-Gerät wie das Fahrradergometer wählen, bei dem das Körpergewicht vom Sattel getragen wird. Für das Laufband wie für alle anderen Geräte gilt: Beginnen Sie zunächst langsam, laufen Sie nicht sofort drauflos. Gehen Sie (Walking) mit bewusstem Fußeinsatz und rollen Sie den Fuß gleichmäßig und ruhig ein wenig übertrieben ab. Das kräftigt nicht nur die Unterschenkel, sondern sorgt auch durch die sogenannte Muskel-Venen-Pumpe für einen optimalen Blutrückfluss.

Das sollten Sie beim Ausdauertraining fürs Fatburning beachten

Um verstärkt Fettsäuren zur Energiegewinnung heranzuziehen, sollten Sie generell auf eine niedrige Trainingsintensität bei relativ hohem Trainingsumfang achten. Für die meisten Menschen ist Walking oder Slow-Running am günstigsten, da die Intensität mit maximal 60 bis 70 Prozent der maximalen Herzfrequenz oder der POLAR-Own ZoneTM-low relativ gemäßigt ist. Das Fettstoffwechseltraining lässt sich auch auf nüchternen Magen durchführen. Eine Tasse Kaffee vorab sorgt für einen zusätzlichen Fatburner-Effekt. Achten Sie aber während des Gehens auf eine ausreichende Flüssigkeitszufuhr und beenden Sie das Training auf jeden Fall, wenn Sie sich zittrig fühlen. Ihr Blutzuckerspiegel ist dann bedrohlich niedrig, und Sie sollten unbedingt etwas zu sich nehmen.

Ausdauerübung fürs Fatburning auf dem Laufband
- Beginnen Sie das Training auf dem Laufband nach der variablen Dauermethode (siehe Seite 36).

- Die Trainingsdauer liegt für Anfänger bei 20 bis 35 Minuten und für Fortgeschrittene bei 30 bis 45 Minuten. Wechseln Sie öfter mal innerhalb der Belastungsgrenzen von 60 bis 70 Prozent der Maximalleistung.

TIPP

Verändern Sie die Geschwindigkeit, wobei die Wechsel einigermaßen planmäßig erfolgen sollten. Gehen Sie anfangs gemächlich bei 60-prozentiger Belastungsintensität. Erhöhen Sie die Geschwindigkeit des Laufbands nach einigen Minuten, so dass der Puls auf 70 Prozent der Maximalleistung ansteigt. Nach einer Weile wieder langsamer gehen, dann wieder schneller.
Die Pfunde schmelzen dahin, wenn Sie zusätzlich pro Woche etwa 1500 bis 2000 Kalorien verbrennen. Dieses Training hilft Ihnen dabei sehr effektiv; aber auch nur dann, wenn Sie es regelmäßig durchführen.

Das sollten Sie beim Kraftausdauerteil beachten

An den Ausdauertrainingsteil schließt der Kraftausdauerteil an, der als Circuittraining (Zirkeltraining) konzipiert ist. Dabei werden die einzelnen Übungen ohne Pause miteinander kombiniert. Nach einem abgeschlossenen Circuit können Sie nach etwa drei bis fünf Minuten Pause ein bis zwei weitere Runden folgen lassen.

Die Dauer der Trainingsserien

Die einzelne Trainingsserie einer Übung dauert ca. 90 Sekunden. Die Muskeln sollten sich müde anfühlen, auch ein leichtes Brennen darf zu spüren sein. Wenn Sie über 90 Sekunden für eine Serie benötigen, wird eher die Ausdauerkraft, in der darunter liegenden Zeit die Kraftausdauer trainiert. Beim Krafttraining zur Verbesserung der Kraftausdauer wird der Puls hochgehalten, so dass bei der Kräftigung der Muskeln auch Fettsäuren zur Verbrennung angeregt werden.

Kraftausdauerübungen fürs Fatburning

Kniebeugen mit Tube oder Kurzhanteln

- Führen Sie die Kniebeugen so aus wie auf Seite 120 beschrieben.
- Halten Sie jedoch zusätzlich in jeder Hand entweder ein Tube-Ende oder eine Kurzhantel.

Beine abspreizen für die Oberschenkelaußenseite und die Gesäßmuskulatur

- Beide Füße auf das Tube stellen. Die Tube-Griffe befinden sich an den Hüften, das Standbein ist leicht gebeugt.
- Ein Bein zur Seite abspreizen. Diese Position einige Sekunden halten, dann das Bein langsam wieder heranziehen. Die Übung mit dem anderen Bein wiederholen.

Bankdrücken mit Kurzhanteln (+LH)

- Legen Sie sich mit dem Rücken auf die Bank und nehmen Sie in jede Hand eine Kurzhantel. Die Beine sind in Reverse-Crunch-Position (siehe Seite 111).
- Drücken Sie die Hanteln nun gleichzeitig oder auch abwechselnd nach oben. Die Handgelenke dürfen dabei nicht abknicken, die Ellbogen bleiben in der Endposition leicht gebeugt.

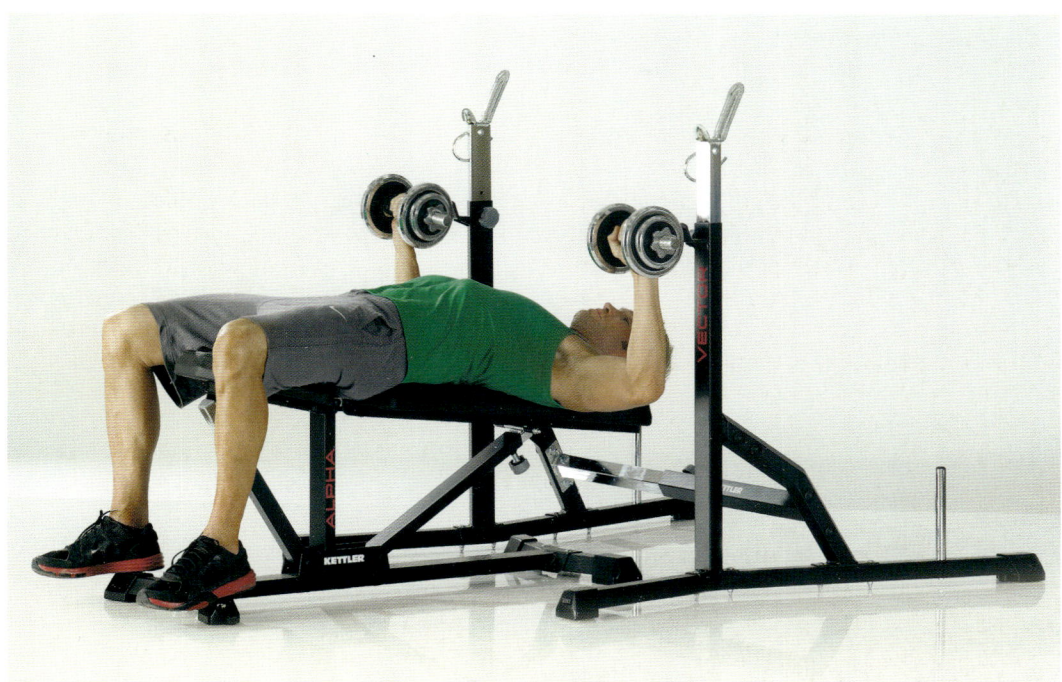

Bankdrücken mit Kurzhanteln

Tube-Rudern für die Schulter- und Rückenmuskulatur
Das Tube-Rudern kräftigt gezielt die Schulter- und Rückenmuskeln, die bei den meisten Sitzmenschen schwach und verspannt sind und deshalb oft Kopfschmerzen auslösen.

- Setzen Sie sich mit aufrechtem Rücken auf den Boden, die Beine leicht angewinkelt.
- Legen Sie ein Tube um Ihre Fußsohlen und halten Sie es an den Griffen in den Händen. Die Arme sind fast durchgestreckt, die Handflächen zeigen zum Fußboden.
- Die Beine nach vorne ausstrecken, bis die Knie gerade noch leicht gebeugt sind.

- Ziehen Sie nun, wie bei einer Ruderbewegung, die Ellbogen nach hinten, als ob diese sich hinter dem Rücken berühren wollten. Kurz halten.
- Wichtig bei dieser Übung: die Bauchmuskulatur anspannen.

Butterfly rückwärts an der multifunktionalen Kraftstation
Wie der Name schon sagt, ist diese Übung dem Butterfly (die Übung finden Sie auf Seite 112) entgegengesetzt. Sie sorgt für kräftige Muskeln zwischen den Schulterblättern, verhindert auf diese Weise eine schlaffe Brustpartie und sollte in das Kräftigungsprogramm aller PC-Arbeiter aufgenommen werden.

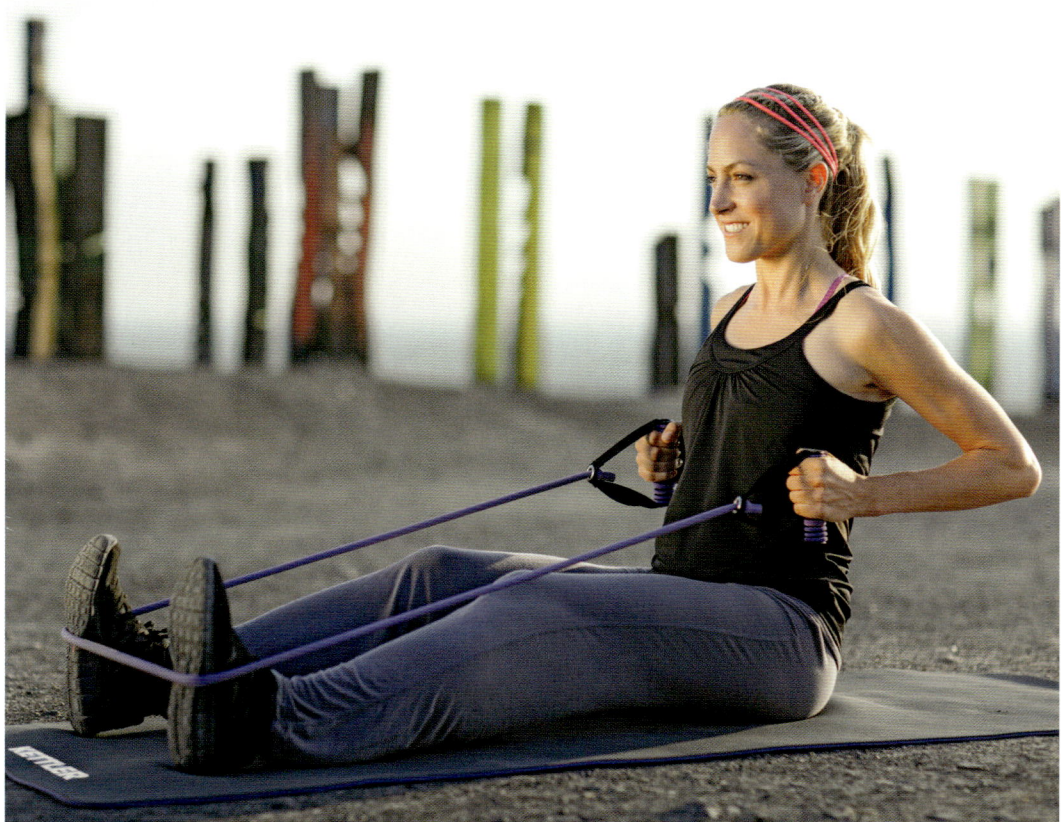

Tube-Rudern

107

TIPP

Halten Sie den Oberkörper ganz ruhig und bewegen Sie nur die Schultergelenke, sonst wird der korrekte Bewegungsablauf verfälscht.

- Sitzen Sie aufrecht mit dem Gesicht zum Zugturm. Die Oberseite des Unterarms liegt an der Armpolsterung, die Ellbogen zeigen einen 90-Grad-Winkel.
- Führen Sie nun die Arme so weit es geht nach hinten. Ziehen Sie dabei die Schultern nach unten, behalten Sie aber während der Bewegung den rechten Winkel im Ellbogen bei. Halten Sie die Bauchmuskeln angespannt.
- Führen Sie die Arme anschließend langsam zurück. Wiederholen Sie den Bewegungsablauf mehrmals.

INFO

Die weibliche Brust besteht aus Fett und Bindegewebe und kann deshalb selbst nicht trainiert werden. Aber eine Kräftigung der umliegenden Muskulatur sorgt für mehr Festigkeit.

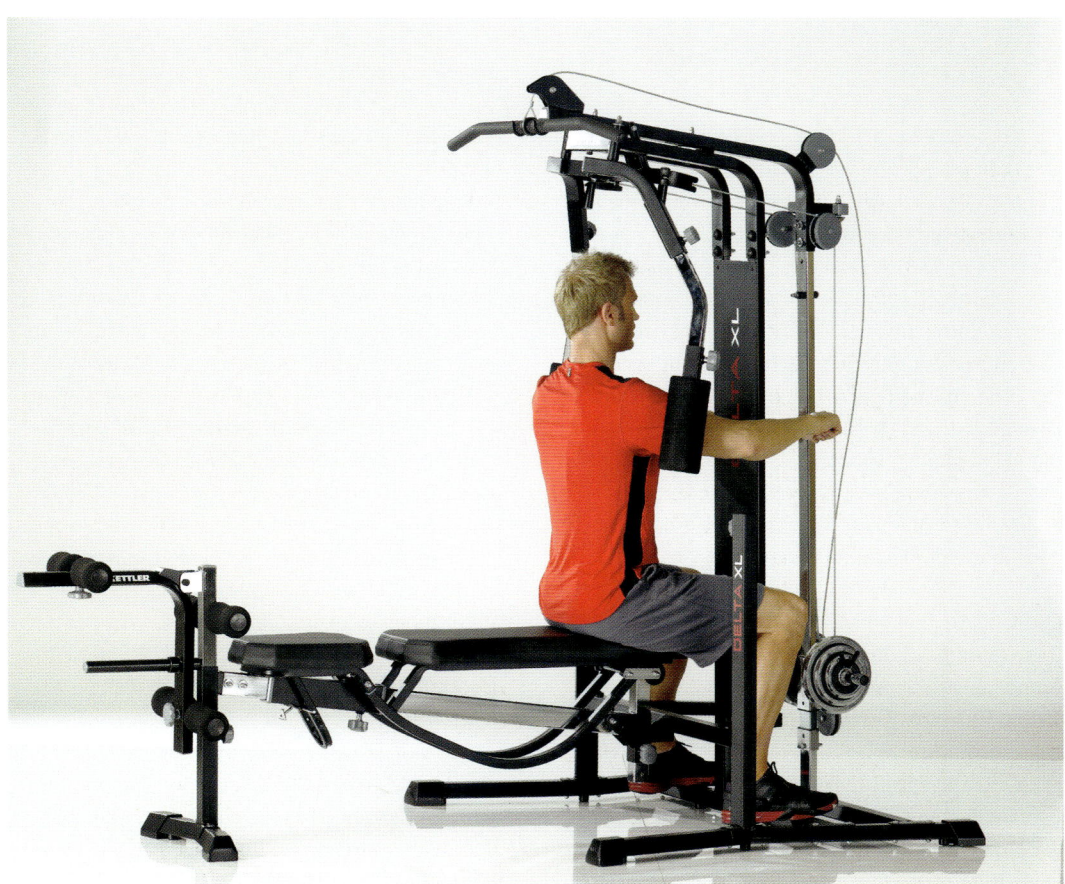

Butterfly rückwärts an der Kraftstation

Wadenheben mit bzw. ohne Unterstützung
(+ einbeinig, + KH, + LH)

- Sie stehen gerade und stabil. Bauch- und Gesäßmuskeln sind angespannt. Stellen Sie sich mit beiden Fußballen auf eine Erhöhung.
- Senken Sie die Fersen, bis Sie eine Dehnung der Waden spüren.
- Drücken Sie sich nun nach oben, so dass Sie nur noch auf den Zehenspitzen stehen. Kurz halten, dann wieder in die Ausgangsposition zurückkehren.
- Wichtig bei dieser Übung: die Gesäßmuskulatur anspannen und ein Hohlkreuz vermeiden.

Übungen zur Steigerung Ihrer allgemeinen sportlichen Fitness

Um allgemein sportlich fit zu werden, sollte neben einer konsequenten Ernährung besonders auf das Training von Ausdauer, Kraft und Beweglichkeit – sog. »Balanced Fitness« (Bloss, 1994) – geachtet werden. Entscheidend dabei ist die Regelmäßigkeit, es kommt nicht so sehr darauf an, wie anstrengend das Training ist oder wie lange es dauert. Wichtiger ist, dass Sie das regelmäßige Training fest in Ihren Alltag integrieren. Nur durch den Aufbau einer guten allgemeinen Fitness verschwinden die körperlichen Problemzonen allmählich. Exzessives Spezialtraining dagegen zeigt hier kaum Wirkung.

Die Geräte

Das Training an den Ausdauergeräten bildet die Grundlage Ihres gesamten Fitnesstrainings, deshalb sollten Sie bei der Auswahl des Geräts unbedingt darauf achten, dass Ihnen die Benutzung Freude bereitet. Es ist nicht so wichtig, ob Sie nun auf dem Laufband, dem Recumbent-Bike, dem Crosstrainer oder dem Rudergerät mehr Kalorien verbrauchen. Wichtig ist, dass Sie gerne auf dem Fitnessgerät trainieren, dann werden Sie auf ihm auch länger durchhalten.

Das sollten Sie beim Home-Fitness-Ausdauertraining beachten

Für die sportliche Fitness sollten Sie Ihr Ausdauertraining variabel gestalten, hauptsächlich aber in der Fitnesstrainingszone von ca. 60 bis 85 Prozent der maximalen Herzfrequenz oder in der POLAR-Own-ZoneTM trainieren. Trainieren Sie bevorzugt nach der Dauermethode, die Sie kontinuierlich, variabel oder als Fahrtspiel gestalten können.

Ausdauerübungen Fitness

Fahrtspiel auf Recumbent-Bike

In dieser Trainingseinheit wird die Variante »Fahrtspiel« der Dauermethode benutzt, um die Basis-Ausdauer für alle weiteren Belastungen zu trainieren. Die Dauermethode ist grundsätzlich dadurch gekennzeichnet, dass eine ununterbrochene trainingswirksame Belastung über eine möglichst lange Zeitspanne aufrechterhalten wird.

- Beginnen Sie die Trainingseinheit, indem Sie am Ergometer ein Zufallsprogramm einstellen, das eine Fahrt auf dem Rad in die freie Natur simuliert. Die einzelnen Passagen haben wie in der freien Natur unterschiedliche Widerstände.
- Als Neueinsteiger versuchen Sie, 30 bis 45 Minuten durchzuhalten, was gerade zu Beginn nicht leicht sein wird. Verzweifeln Sie aber nicht – notfalls reduzieren Sie die Intensität.
- Fortgeschrittene erhöhen die Dauer auf 45 bis 70 Minuten und sollten durch das Fahrtspiel das gesamte Spektrum der Belastungsintensitäten (60 bis 85 Prozent der maximalen Leistungsfähigkeit) durchspielen.

Das sollten Sie beim Home-Fitness-Krafttraining beachten

Trainieren Sie zwischen 65 bis 85 Prozent Ihrer Maximalkraft. Da die genaue Festlegung der Belastung schwierig ist, kommt der persönlichen Wahrnehmung der Anstrengung große Bedeutung zu (siehe Seite XX). Das Training können Sie ruhig vor der letztmöglichen Wiederholung abbrechen, wenn Sie die Anstrengung für »mittel« bis »schwer« halten. Auf diese Weise ersparen Sie sich etwaige Überlastungsfolgen. Trainieren Sie so viel wie möglich mit komplexen Übungen für alle Hauptmuskelgruppen.

Ein Übungssatz sollte aus sechs bis fünfzehn Wiederholungen bei mittlerer Bewegungsgeschwindigkeit bestehen. Im Home-Fitness-Krafttraining dauert eine ganze Wiederholung zwischen zwei (schnell) und zehn (langsam) Sekunden. Insgesamt können Sie von einer Übung bis zu drei Sätze ausführen, wobei zwischen den Sätzen eine ein- bis dreiminütige Pause eingelegt werden sollte. Zum Krafterhalt und bei Zeitknappheit reicht ein Satz pro Übung.

Die korrekte Atemtechnik ist von großer Bedeutung: Bei Belastung ausatmen, bei Entspannung einatmen.

TIPP

Machen Sie Ihre Trainingseinheiten zu einem festen Bestandteil Ihres Tagesablaufs. Das könnte etwa so aussehen: morgens ein wenig stretchen und ein paar Balance-Übungen, zwei- bis dreimal pro Woche Ausdauertraining und zweimal Krafttraining. Das Ausdauertraining kann je nach Jahreszeit und Wetter wahlweise auch outdoor erfolgen.

Kraftübungen Fitness

Kraftübungen beim Fitnesstraining bestehen aus Übungen zum Muskelaufbau, bei denen durch wiederholte Krafteinsätze unterhalb des Maximums die Muskeln bis zur Ermüdung belastet werden.

INFO

Fitnesssportler sollten das Krafttraining nicht nur als Ergänzung zum Ausdauertraining betrachten. Für eine ausgewogene Fitness ist es genauso wichtig wie das Ausdauertraining.

Beckenlift einbeinig auf der Trainingsbank (+ Gymnastikball)

Mit dieser Übung kräftigen Sie die gesamte Beinrückseite, vom Po bis zu den Waden.

- Legen Sie sich mit dem Rücken vor die Trainingsbank auf eine Gymnastikmatte.
- Stellen Sie die Fersen auf die Bank und ziehen Sie die Fußspitzen in Richtung Körper. Ober- und Unterschenkel bilden dabei einen Winkel von ca. 90 Grad.
- Nun das Becken zur Decke heben, so dass der Oberkörper mit dem Unterkörper eine Linie bildet. Gleichzeitig mit den Fersen nach hinten drücken, ohne dass sich die Fußstellung dabei verändert.
- Ein Bein leicht gebeugt in Richtung Körper ziehen und in der Luft halten.
- Halten Sie dabei nicht die Luft an, sondern atmen Sie ruhig weiter. Führen Sie das Bein zurück in die Ausgangsposition.
- Statt der Trainingsbank können Sie auch einen Gymnastikball benutzen.

TIPP

Machen Sie ein Doppelkinn und drehen Sie die Arme so nach außen, dass die Handrücken zum Boden zeigen. Wenn Sie die Beine in einem größeren Kniewinkel aufstellen, wird die Übung schwerer.

Kreuzheben mit Langhantel

Das Kreuzheben spricht große, funktionell zusammenhängende Muskelgruppen von Gesäß, Rücken und Oberschenkeln sowie viele weitere Hilfsmuskeln an.

- Stehen Sie schulterbreit und gehen Sie wie bei den Kniebeugen mit möglichst geradem und leicht nach vorne geneigtem Rücken in die Knie.
- Greifen Sie die Langhantel mit etwa schulterbreitem Obergriff, so dass die

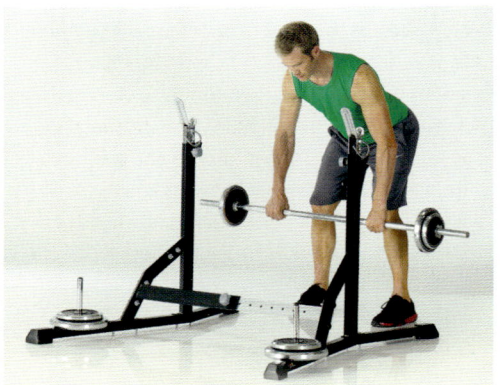

Kreuzheben mit Langhantel

TIPP

Die korrekte Atmung ist beim Kreuzheben entscheidend: Beim Beugen des Oberkörpers ausatmen, beim Herablassen einatmen.

Wenn Sie Anfänger sind, lassen Sie das Gewicht nur bis kurz oberhalb der Knie herabsinken. Dann richten Sie sich wieder auf. In der Endposition können Sie bei geeignetem Gewicht zusätzlich das Schulterheben für die Nackenmuskulatur durchführen. Dafür die Schultern in eine Ich-weiß-nicht-Haltung heben, dann wieder senken.

Handflächen zu Ihnen zeigen. Der Blick ist geradeaus gerichtet.

- Heben Sie das Gewicht so weit vom Boden ab, bis Sie wieder voll wieder aufgerichtet sind. Zu Beginn der Bewegung kommt die Kraft vor allem aus den Oberschenkeln, später auch aus dem Rücken.
- Bei den Wiederholungen das Gewicht bis kurz über dem Boden ablassen.

Übung mit dem Bauchtrainer

Mit dem Bauchtrainer kann die Bauchmuskulatur schnell und leicht in Form gebracht werden. Der Vorteil des Geräts liegt in der geführten Bewegung, der Auflagefläche für den Kopf und in der Möglichkeit, die Bewegung durch den Druck der Arme auf das Gerät zu unterstützen, solange die Kraft der Bauchmuskulatur noch nicht ausreicht, um die Schultern vom Boden zu heben.

- Stellen Sie Ihre Beine parallel mit rechtwinklig angezogenen Knien und mit zu sich hingezogenen Fußspitzen und Fersendruck entweder auf den Boden oder auf eine Trainingsbank, die vor Ihnen steht.
- Legen Sie den Kopf auf die Ablage des Bauchtrainers.

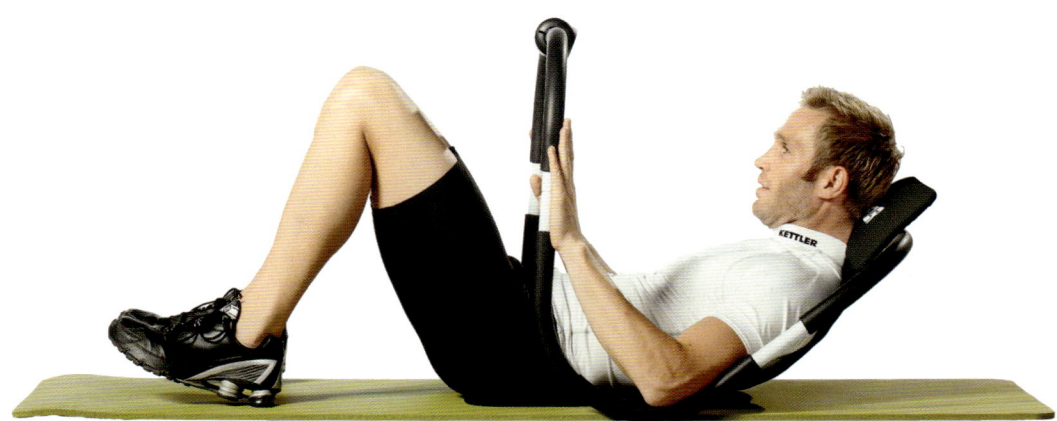

Trainingshilfe für die Bauchmuskeln

- Halten Sie sich oben am Gerät fest und heben Sie nun kontrolliert die Schultern nur mithilfe der Bauchmuskeln wenige Zentimeter vom Boden ab.
- Kurz halten, dann wieder Richtung Boden nachgeben. Die Schultern aber nicht ganz ablegen, sondern kurz vor dem Boden wieder nach oben heben.
- Achten Sie dabei auf Ihre Atmung: Beim Anheben stets ausatmen.

Auch wenn Sie bereits kräftigere Bauchmuskeln haben, sollten Sie auf das Trainieren Ihrer Bauchmuskeln keinesfalls verzichten. Da die meist schwache Halsmuskulatur bei der Übung mit dem Bauchtrainer nicht mittrainiert wird und sich durch den Druck der Arme die Beanspruchung der Bauchmuskeln in Grenzen hält, sollten Sie dann aber eher die Trainingsbank als Hilfsmittel verwenden. Für Fortgeschrittene ist deshalb die Übung Basic Crunch (siehe unten) besser geeignet.

Basic Crunch für gerade und schräge Bauchmuskulatur (+ ein Arm ausgestreckt, ++ beide Arme ausgestreckt, +++ Zusatzgewicht)

- Legen Sie sich vor der Trainingsbank mit den Füßen zur Bank in Rückenlage auf eine Matte. Stemmen Sie beide Fersen fest in die Bank, wobei Ober- und Unterschenkel einen rechten Winkel bilden. Die Arme auf der Brust verschränken.
- Heben Sie den Kopf so weit von der Matte ab, dass noch eine Faust zwischen Ihr Kinn und das obere Ende des Brustbeins passen würde.
- Heben Sie nun mit schräg nach oben gerichtetem Blick, nur durch die Kraft Ihrer Bauchmuskeln, die Schultern leicht vom Boden ab.
- Kehren Sie langsam in die Ausgangsposition zurück. Halten Sie dabei die Spannung in der Muskulatur. Legen Sie die Schultern nicht komplett ab und lassen Sie den Kopf oben. Heben Sie beides kurz vor dem Boden wieder nach oben.

- Um die schräge Bauchmuskulatur zu trainieren, heben Sie nun nur eine Schulter vom Boden ab.
- Kehren Sie langsam in die Ausgangsposition zurück. Es passt immer noch eine Faust zwischen Ihr Kinn und das obere Ende des Brustbeins. Wiederholen Sie die Übung nun langsam mit der anderen Schulter.

TIPP

Wichtig: Bei den Crunches kommt die Bewegung aus der Mitte. Im Idealfall ist die Bauchmuskulatur so stark, dass die Füße dabei nicht mehr fixiert werden müssen.

Wählen Sie in den ersten Wochen ein Gewicht, mit dem Sie die Übung problemlos durchführen können, und steigern Sie erst, wenn Sie die Bewegung wirklich gut beherrschen.

Bankdrücken mit Langhantel für die Brust-, Schulter- und Armmuskulatur

- Legen Sie sich mit dem Rücken auf die Trainingsbank und halten Sie eine Langhantel mit etwas mehr als schulterbreitem Obergriff.
- Drücken Sie die Stange beim Ausatmen so weit nach oben, bis die Ellbogen fast ganz gestreckt sind.

TIPP

Wirbelsäulenschutz und einen zusätzlichen Trainingseffekt für die Bauchmuskeln erzielen Sie durch die Crunch-Position der Beine (siehe Seite 121). Die Handgelenke dürfen nicht abknicken, die Ellbogen sind in der Endposition leicht gebeugt. Vergessen Sie in Ihrem Trainingseifer nicht, der beanspruchten Muskulatur immer wieder einmal eine Erholungspause zu gewähren.

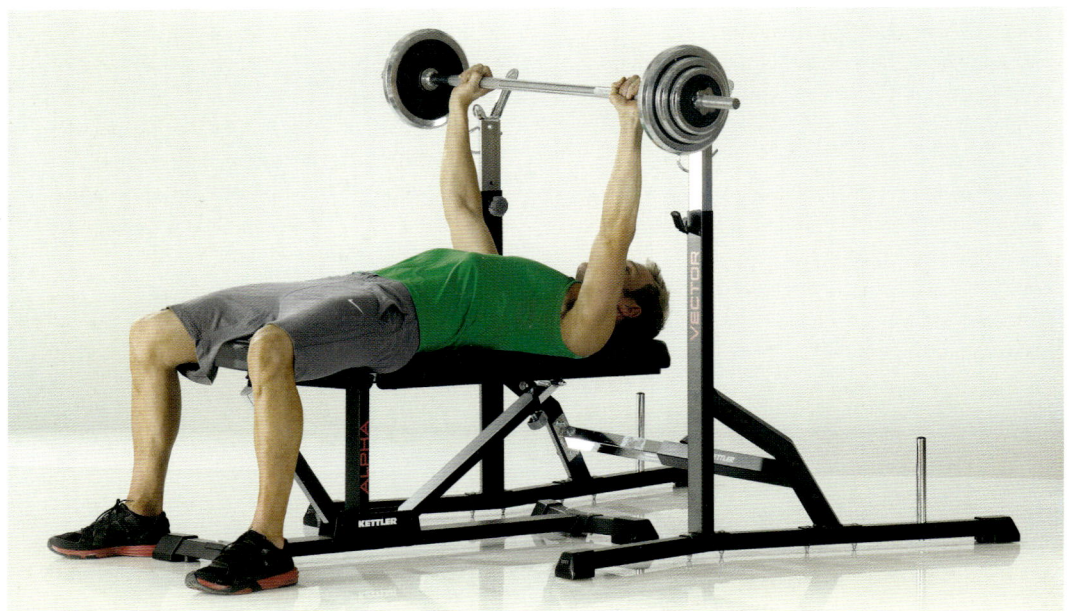

Bankdrücken mit Langhantel

Butterfly für den großen Brustmuskel
Wenn Sie die Isolationsübung Butterfly und die Komplex-Übung Brustpresse miteinander kombinieren, können Sie sich das Vorermüdungsprinzip zunutze machen: mit dem Butterfly den großen Brustmuskel »vorermüden« und ihn dann beim anschließenden Brustpressen komplett ermüden. Wenn Sie nur das Brustpressen durchführen, gibt der Trizepsmuskel des Oberarms schon vor dem großen Brustmuskel auf, so dass eine optimale Kräftigung verhindert wird.
- Lehnen Sie den Rücken gerade an das Rückenpolster und spannen Sie die Bauchmuskeln an.
- Legen Sie die Unterarme von hinten an die Armpolsterung. Die Ellbogengelenke sollen ungefähr rechtwinklig sein.
- Führen Sie die Arme nach vorne, bis sich die Armcurls berühren.
- Dem Widerstand sehr langsam nachgeben, dabei die Arme nur so weit nach hinten führen, bis sie auf einer Linie mit dem Oberkörper sind.

TIPP
Versuchen Sie, die Armcurls vor allem mit den Ellbogen, weniger mit den Unterarmen zu drücken.

Brustpresse für den Oberkörper
Zur Kräftigung der Brust, des Oberarm-Trizeps und des Delta-Muskels dient die Brustpresseübung an der Kraftstation. Die Brustpresse ist eigentlich ein Bankdrücken im Sitzen. Durch die Maschinenführung und den aufrechten Sitz hat sie jedoch den Vorteil, dass der Blutdruck dabei meist nicht so stark ansteigt.

INFO
Wenn Sie die Brustmuskulatur insgesamt entwickeln, drückt diese von unten gegen das Bindegewebe der Brust und hebt sie dadurch an.

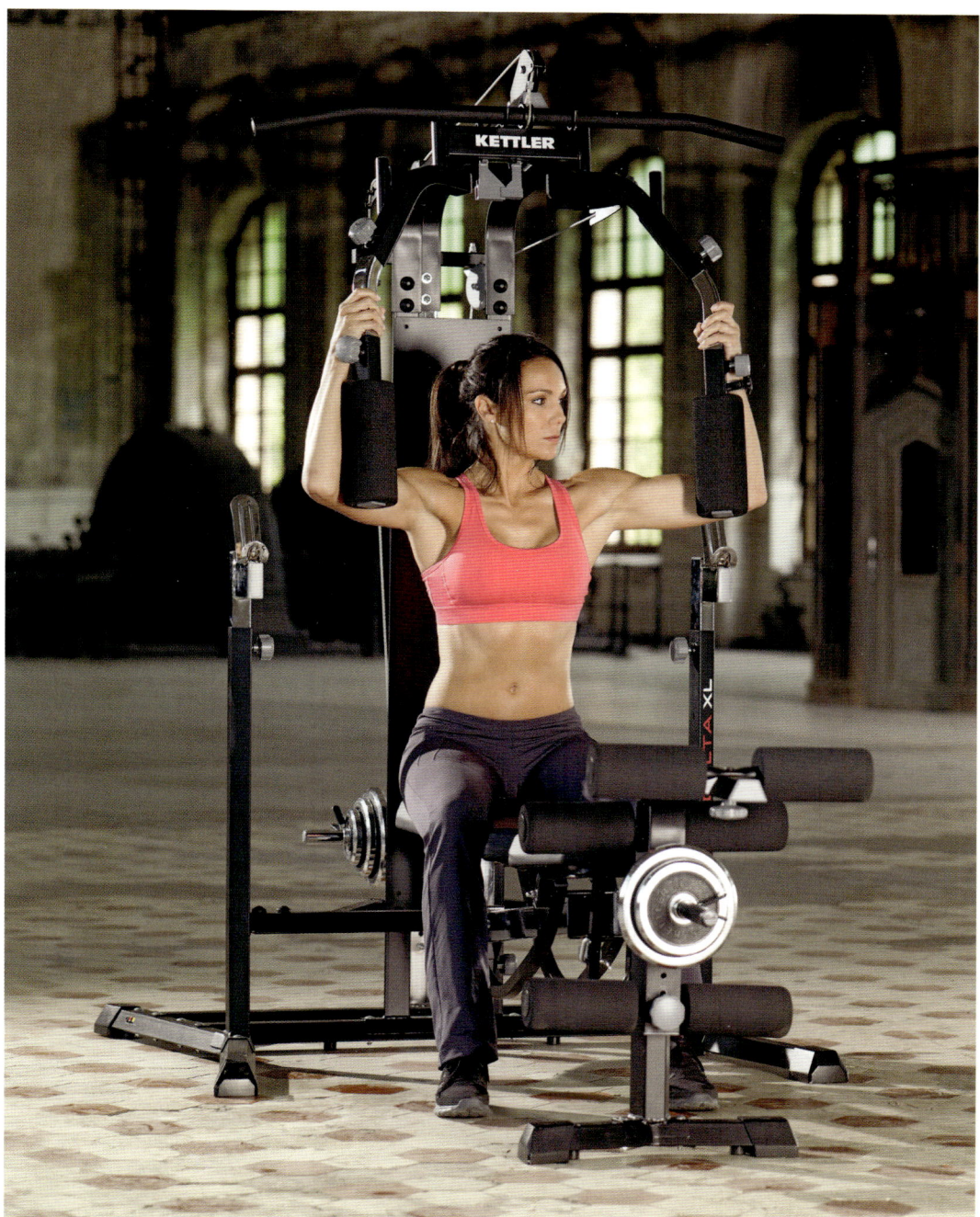

Butterfly an der Kraftstation

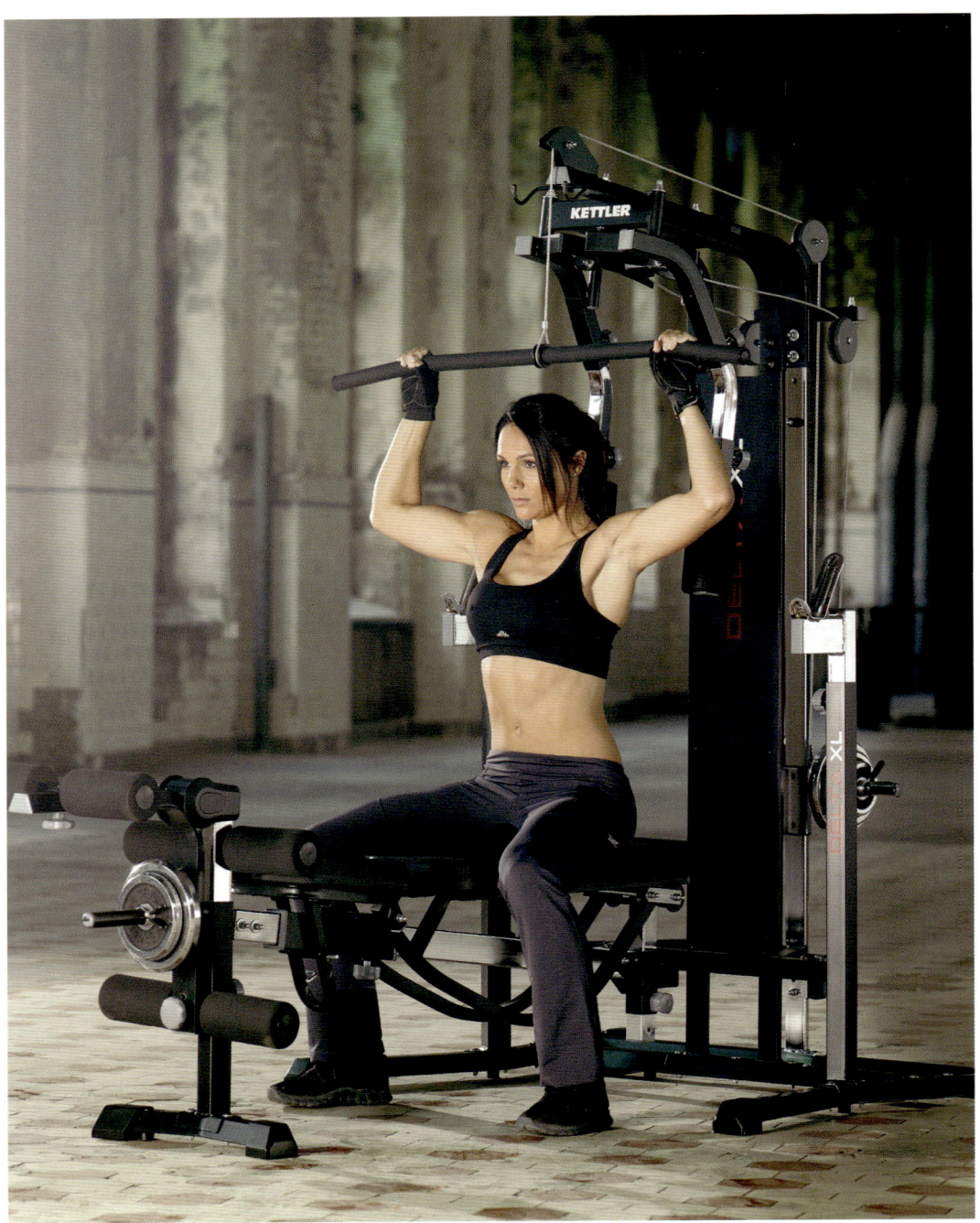

Latissimus-Zug

Bei der Brustpresseübung die Handgelenke nicht abknicken und den Bauch anspannen.

- Lehnen Sie den Rücken gerade an das Rückenpolster. Die Handgriffe sollten sich etwa auf Brusthöhe befinden. Lassen Sie die Schultern unten.
- Greifen Sie die Handgriffe von oben, die Ellbogen zeigen leicht nach außen.
- Die Armpresse nach vorne drücken und zurückkehren lassen.

Latissimus-Zug an der Kraftstation

Der »verkehrte Klimmzug« ist eine optimale Übung, um die Rücken- und Schultermuskulatur zu kräftigen, wenn die Kraft für einen normalen Klimmzug noch nicht ausreicht. Klimmzugübungen für Fitnessprofis finden Sie auf Seite 121.

- Befestigen Sie die Zugstange am oberen Seilzug. Setzen Sie sich frontal mit dem Gesicht zum Gerät. Halten Sie den Rücken gerade und die Arme in der Hochhalte.
- Greifen Sie die Zugstange oben, wobei die Hände deutlich mehr als schulterbreiten Abstand voneinander haben.
- Ziehen Sie die Zugstange hinter dem Kopf nach unten/hinten bis in den Nacken.
- Kehren Sie anschließend langsam zurück. Die Ellbogen zeigen durchgängig nach außen.

TIPP

Wichtig: Blicken Sie immer geradeaus und halten Sie den Kopf in einer natürlichen Verlängerung der Wirbelsäule aufrecht. Die Stange weicht dem Kopf aus, nicht umgekehrt!
Die korrekte Bewegung setzt eine gute Beweglichkeit der Schultergelenke voraus.
Zur Haltungskontrolle führen Sie diese Übung am besten vor einem Spiegel aus: Wenn Sie sich jederzeit in die Augen sehen können, ist die Kopfhaltung höchstwahrscheinlich korrekt.

Wiederholen Sie den Bewegungsablauf mehrmals.

Pull-Overs mit Kurzhantel für die Brust-, Rücken- und Oberarmmuskulatur

- Legen Sie sich mit dem Rücken auf die Trainingsbank und halten Sie die Kurzhanteln. Die Ellbogen bilden einen rechten Winkel, und die Hände befinden sich etwas mehr als schulterbreit auseinander. Ihre Beine stehen auf der Bank oder sind in der Reverse-Crunch-Position (siehe Seite 121).
- Nun die Hantel hinter den Kopf herabführen, bis die Oberarme unter Kopfhöhe parallel zum Boden sind. Die Unterarme verändern ihre Stellung zu den Oberarmen während der ganzen Bewegung nur geringfügig.
- Kehren Sie anschließend wieder langsam in Ihre Ausgangsposition zurück. Wiederholen Sie den Bewegungsablauf mehrmals. Achten Sie dabei auf Ihre Haltung.

TIPP

Die Daumen zeigen nach innen. Gesäßmuskulatur ist angespannt. Die Bewegung findet nur in den Schultergelenken statt.
Wenn Ihre Rücken- und Schultermuskulatur noch nicht aufgebaut ist, sollten Sie diese Übung sehr behutsam durchführen. Achten Sie auch darauf, dass die Bewegungen gleichmäßig bleiben.

Übungen für Ihr Koordinationstraining

Im Rahmen des ganzheitlichen Ansatzes der »Balanced Homefitness« (siehe S. 15) sollte die Schulung der Koordination nicht vernachlässigt werden. Eine Beschränkung auf die Optimierung der Komponenten Ausdauer, Kraft und Beweglichkeit erscheint zwar in vielen Fällen aufgrund von Zeitmangel zweckmäßig, ist aber zu einseitig.

Fitness führt nicht automatisch zu einer guten Körperbeherrschung

Wenn Sie fitter werden, steigt der Spaß an Bewegung insgesamt. Vielleicht möchten Sie jetzt auch einmal neue Sportarten, besonders auch koordinativ anspruchsvolle Trendsportarten wie Skaten oder Surfen, ausprobieren. Dabei müssen Sie jedoch beachten, dass eine gute Fitness nicht automatisch zu einer guten Bewegungskoordination führt. Trifft die gute Kondition auf eine mangelnde Koordination, können Verletzungen die Folge sein. Dem gilt es durch ein geeignetes Koordinationstraining vorzubeugen. Dieses hat nicht nur positive Auswirkungen auf den Sport, sondern wirkt auch in den Alltag hinein, indem es zur Verletzungsprophylaxe beiträgt.

Bei relativ geringem Aufwand lässt sich ein enormer Trainingseffekt erzielen. Wenn Sie die Übungen in Ihre Trainingseinheit aufnehmen, verlängert diese sich um ein paar Minuten, und wenn Sie geschickt einige Situationen des Alltags für ein paar Koordinationsübungen nutzen, macht sich der Aufwand überhaupt nicht bemerkbar. Und doch werden Sie sich wesentlich sicherer im Umgang mit Ihrem Körper fühlen, im Alltag und im Sport.

Stabilisationstraining als Hauptübungsform

Im Heimtraining sind die Möglichkeiten, bestimmte Koordinationsübungen durchzuführen, naturgemäß eingeschränkt – allenfalls das Laufband ist dazu geeignet. Dabei lässt sich aber gut die Stabilisierung des Standes trainieren, was für zahlreiche Sportarten wichtig ist. Stabilisationstraining ist auch für bereits »Vorgeschädigte« interessant, die sich im Sport eine Bänderdehnung oder einen Bänderriss zugezogen haben und nun ständig ein schwammiges Gefühl in Ihren Sprunggelenken verspüren.

Koordinationsübungen für den Alltag

Die Koordinationsübungen, die wir für Sie zusammengestellt haben, lassen sich leicht in den Alltag integrieren, so dass Sie nicht noch mehr Zeit für das Training aufbringen müssen. Aber natürlich können Sie sie auch zu einer eigenständigen Trainingseinheit ausbauen oder sie einfach vor das Training der Ausdauer und Kraft stellen. Der Einbeinstand ist eine der vielfach bewährten Übungen, die Ihre Koordination so schulen, dass Sie in problematischen Situationen (»Umknicken«) besser reagieren und somit möglicherweise eine Verletzung verhindern können.

Einbeinstand zur Standstabilisierung
- Stehen Sie aufrecht mit parallel gestellten Füßen.
- Heben Sie ein Bein vom Boden ab.
- Beugen Sie das Knie des Standbeins ein wenig.

Achten Sie darauf, dass Knie- und Sprunggelenk nicht nach innen oder außen abweichen.
Fortgeschrittene Varianten: Der normale Einbeinstand kann erschwert werden. Führen Sie ihn mit geschlossenen Augen, auf instabiler Unterlage (z. B. auf einem Therapie-Kreisel), mit Ablenkung durch einen Partner

TIPP

Beim Einbeinstand wird der Fuß des Standbeins in der sogenannten 3-Punkte-Belastung auf der Ferse, dem Außenrand und dem Grundgelenk des großen Zehs belastet.

oder gleichzeitig mit dynamischen Bewegungen der Hände aus, etwa beim Zähneputzen.

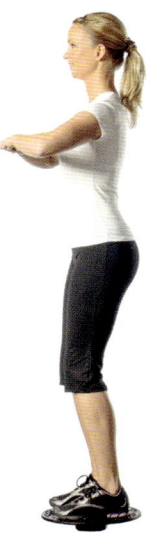

Stabilisationsübung auf dem Balance Board

Balanceübungen mit dem Gymnastikball
Wer bei der Arbeit einen Gymnastikball als Sitzgelegenheit verwendet, kann als kleine Bewegungspause einige Balanceübungen darauf machen.
• Sitzen, liegen oder knien Sie doch mal ohne Bodenkontakt auf dem Ball. Aber üben Sie besser vorher mit einem Partner.

Dehnen nicht vergessen

Dehnen/Stretching gehört zum Auftakt und Abschluss einer Ausdauer- oder Krafteinheit immer mit dazu. Planen Sie daher am besten zusätzlich zu Ihrer normalen Trainingszeit immer etwa fünfzehn bis zwanzig Minuten dafür ein.

Was und wie häufig Sie dehnen sollten
Es gibt bestimmte Dehnübungen, die das Grundgerüst eines jeden Stretchingtrainings darstellen sollten.

Wenn Sie sich um diese Dehnbereiche regelmäßig kümmern, bleiben Sie beweglich.
Dehnen Sie lieber jeden Tag ein paar Minuten als nur manchmal eine halbe Stunde. Zusätzlich zum Dehnen als Abschluss eines Konditionstrainings sollte mindestens einmal, noch besser zweimal in der Woche gedehnt werden, bei individueller Problematik – etwa pathologisch eingeschränkter Beweglichkeit – sogar jeden Tag mehrmals.

Dehnen entspannt!
Dehnübungen, die im Gesundheits- und Fitnesstraining wichtig sind, haben den großen Vorteil, dass sie entspannen und kaum Anstrengung erfordern. Auch wenn sie sich einfach durchführen lassen, sollten Sie die Übungen sehr sorgfältig ausführen, denn nur wenn Sie vorsichtig bis zu den sensiblen im Körper angelegten Dehngrenzen gelangen, erfüllt das Dehnen seinen Sinn und Zweck. Der eigene Körper sowie ein paar Hilfsmittel wie eine Trainingsmatte, ein Handtuch, ein Seil, eventuell ein Türrahmen usw. eignen sich hervorragend für ein allgemeines Beweglichkeitstraining, bei dem das Schwergewicht auf dem Entspannen liegt.

Grundregeln fürs Dehnen
Explosive und stark federnde Bewegungen sind für ein entspannendes Stretching kontraproduktiv. Auf schnelle und intensive Dehnreize reagieren die Muskelspindeln mit einer gleichfalls starken Kontraktion des Muskels. Wer also beim Stretching besonders tatkräftig und entschlossen vorgeht, erreicht erst ein-

TIPP
Muskeln lassen sich häufig schneller dehnen, wenn Sie während der Dehnung versuchen, die betroffenen Muskeln durch Atmen bewusst zu entspannen. Dabei lässt sich eine Eigenheit der Körperspannung nutzen: Beim Einatmen erhöht sie sich, beim Ausatmen sinkt sie.

mal, dass es immer schwerer wird, gegen die starke Anspannung des Muskels zu dehnen. In den Sehnen befinden sich nämlich die sogenannten Golgi-Sehnenorgane, die mit einer Hemmung der Muskelkontraktion auf sehr hohe und/oder lange Spannungen reagieren. Wenn Sie lange genug, d. h. länger als zwanzig Sekunden, bei einem leichten Ziehen in der Muskulatur in einer Dehnposition verharren, »bedanken sich« die Golgi-Sehnenorgane dafür bei Ihnen, indem sie die Kontraktion des Muskels hemmen beziehungsweise lösen.

Dehnen Sie also ganz allmählich, bis Sie an einen Punkt gelangen, an dem Sie ein leichtes Ziehen verspüren. In dieser Position können Sie nun lange verharren, mindestens jedoch fünfzehn Sekunden. Dann haben Sie zwei Möglichkeiten: Entweder Sie beenden die Dehnung oder Sie setzen sie mit etwas mehr Intensität für etwa weitere fünfzehn Sekunden fort. Im ersten Fall spricht man von Andehnen, im zweiten von Nachdehnen. Je nach Lust und Laune können Sie diesen Vorgang ein- bis dreimal pro Muskel(-gruppe) wiederholen.

Folgende Grundprinzipien haben sich beim Dehnen bewährt:
- Die Dehnung soll leicht ziehen, aber nicht schmerzen.
- Zum Ende der Dehnung sollte das leichte Ziehen vom Beginn kaum noch spürbar sein.
- Ruhe, Muße, Behutsamkeit und Konzentration sind die Erfolgsgaranten für ein entspanntes und entspannendes Stretching.

- Bei ruhiger Musik, angenehmer Temperatur und mit bequemer Wohlfühl-Kleidung dehnt es sich leichter.
- Auf Tests und Leistungskontrollen können Sie verzichten; im Stretching geht es vor allem darum, das Körpergefühl zu entdecken.

Übungen zum Dehnen

Beckenkippung
- Stellen Sie Ihre Füße parallel mit schulterbreitem Abstand. Gehen Sie leicht in die Knie.
- Kippen Sie das Becken nach hinten, so dass ein Hohlkreuz entsteht.

Beckenaufrichtung
- Stellen Sie Ihre Füße parallel mit schulterbreitem Abstand. Gehen Sie leicht in die Knie.
- Schieben Sie das Becken durch die Kraft des Gesäßes vor.

Dehnung der Gesäßmuskulatur
- Legen Sie sich vor einer Wand auf den Rücken.
- Stützen Sie das rechte Bein gegen die Wand, so dass Ober- und Unterschenkel einen rechten Winkel bilden.
- Schlagen Sie das linke Bein über das abgestützte rechte.
- Kippen Sie das Becken.

TIPP

Der Fuß sollte nicht maximal an das Gesäß herangezogen werden. Die Dehnung erfolgt eher durch das Beckenaufrichten.

Dehnung der Oberschenkelrückseite
- Setzen Sie sich mit gestreckten Beinen auf den Boden.
- Richten Sie Ihre Wirbelsäule mithilfe eines um die Füße gelegten Handtuchs auf. Ziehen Sie die

Arme dabei gerade nach hinten und kippen Sie das Becken (Hohlkreuzbildung).

Alternative:

- Stellen Sie ein Bein mit leicht gebeugtem Knie auf eine kleine Erhöhung (ca. zehn Zentimeter).
- Ziehen Sie bei geradem Rücken die Fußspitze dieses Beins zum Körper, so weit es geht.
- Kippen Sie das Becken nach vorne und strecken Sie nun das Bein durch.

Dehnung der Oberschenkelvorderseite

- Stellen Sie sich in die Nähe eines Gegenstandes, an dem Sie sich festhalten können. Halten Sie die Knie parallel.
- Umfassen Sie einen Fußrücken von unten mit der Hand und ziehen Sie ihn zum Gesäß. Richten Sie dabei das Becken auf.

Dehnung der Adduktoren

- Setzen Sie sich im Grätschsitz mit geradem, aufgerichtetem Rücken auf den Boden.
- Kippen Sie das Becken, so dass Sie leicht ins Hohlkreuz kommen. Die Beckenkippung können Sie mit den Händen hinter dem Gesäß und eventuell einem Keilkissen verstärken.

Dehnung der Brustmuskulatur

- Halten Sie im Stand mit leicht nach vorne geneigtem Oberkörper ein Handtuch zwischen den mindestens schulterbreit entfernten Händen.
- Führen Sie die nach oben ausgestreckten Arme nach hinten. Ziehen Sie dabei die Schulterblätter nach unten. Hinten festhalten und »verankern«.

Kombinationsdehnung von Brust- und Bauchmuskulatur

- Legen Sie sich rücklings auf einen Gymnastikball und lassen Sie die Arme herunterhängen. Das Körpergewicht wird vom Ball getragen.

Dehnung der Hals- und Nackenmuskulatur

Diese Übung ist eine Wohltat für Menschen, die viel sitzen.

- Gehen Sie in einen etwa schulterbreiten Stand.
- Drehen Sie die Arme nach außen, so dass die Handflächen zum Oberschenkel gedreht werden.
- Heben Sie das Brustbein an. Neigen Sie ein Ohr zur Schulter.
- Halten Sie den Kopf; neigen Sie ihn dann zur anderen Seite.

TIPP

Wichtig: Lassen Sie die Schultern unten und ziehen Sie das Ohr zur Schulter, nicht umgekehrt.

Für das Stretching gilt: Als Abschluss einer Ausdauer- oder Krafteinheit gehört es auf jeden Fall mit dazu. Planen Sie dafür bei der Strukturierung Ihrer Trainingszeiten etwa 20 Minuten mit ein.

Fitnesstraining für Profis

Sie können eine hohe Fitness vorweisen und möchten diese trotz Zeitmangel beibehalten oder verbessern? Dann empfehlen wir Ihnen, schwerpunktmäßig ein Ganzkörpertraining auf einem entsprechenden Fitnessgerät durchzuführen. Dafür eignen sich Crosstrainer, Rudergometer oder Climber, da sie praktisch alle Hauptmuskelgruppen trainieren.

INFO

Ausdauersportler verfügen in der Regel über einen relativ niedrigen Ruhepuls. Berufsradrennfahrer etwa haben nicht selten einen Ruheherzschlag von unter 30 Schlägen pro Minute.

Was Sie beim Ausdauertraining beachten sollten

Gestalten Sie Intensität und Umfang dieses Trainings abwechslungsreich. Etwa 20 Prozent des gesamten Trainingsumfangs sollten die intensiven Zeiten ausmachen. Anbieten würde es sich, das Training aufzuteilen: Morgens nüchtern, direkt nach dem Aufstehen, können Sie den Fettstoffwechsel trainieren, abends kommt eine etwas intensivere, dafür aber kürzere Einheit hinzu, und einen freien Tag nutzen Sie für ein ausgiebiges Training der Grundlagenausdauer.

Lassen Sie regelmäßig Ihre Herz-Kreislauf-Fitness überprüfen. Gewöhnen Sie sich auch an, jeden Morgen mindestens eine Minute lang den Ruhepuls zu messen, um auf eventuelle Überlastungen entsprechend reagieren zu können: das Ausdauertraining in dem Fall nur bis zu 65 Prozent der maximalen Herzfrequenz durchführen. Ein weiterer Gradmesser Ihrer Ausdauerleistungsfähigkeit ist das Absinken des Trainingspulses. Je schneller er nach einer sportlichen Anstrengung auf unter 100 Schläge sinkt, desto besser sind Sie trainiert.

Ausdauerübungen

Extensive Intervallmethode zur Verbesserung der aeroben Kapazität auf dem Bike

- Wählen Sie an Ihrem Gerät das Intervallprogramm »Hügelprogramm« bzw. ein mehrfaches Pyramidentraining, so dass sich Phasen erhöhter Belastung mit Phasen leichteren Widerstands systematisch abwechseln. Beim Pyramidentraining nimmt die Belastungsintensität allmählich zu, bis sie nach Erreichen der Pyramidenspitze wieder langsam abfällt.
- Fixieren Sie die Dauer der Belastung zwischen zwei bis vier Minuten. Am Ende dieser Phasen sollten Sie bis an die Obergrenze von 85 Prozent des maximalen Herzschlags vorgestoßen sein.
- Legen Sie die Erholungsphasen auf mindestens

ein bis zwei Minuten fest, wobei der Puls bis unter die Grenze von 65 Prozent des Maximalpulses abgefallen sein sollte, bevor der erneute Wechsel erfolgt.
- Wiederholen Sie diesen Ablauf drei- bis fünfmal und legen Sie dann eine sogenannte Serienpause von drei bis fünf Minuten ein, während der die Belastungsintensität unbedingt unter 65 Prozent bleiben sollte. Intensivieren Sie nach Lust und Laune und Erfahrung durch zwei bis vier Serien hinweg.

Was Sie beim Krafttraining beachten sollten

Das Krafttraining sollte einfach, kurz und hart sein, wobei eine einzelne Trainingseinheit nicht länger als 30 bis 60 Minuten dauern sollte. Ein einzelner Satz sollte in etwa 30 Sekunden abgeschlossen sein. In dieser Zeit sollten Sie sich ausbelastet haben. Die letzte Wiederholung muss also wirklich die letzte sein. Nur wenn die Muskulatur so stark gefordert wird, dass sie die Leistung fast nicht mehr zu erbringen vermag, wächst sie kontinuierlich an.

Wenn Sie bereits Erfahrung mit Krafttraining nach der Uhr haben, können Sie auch ein Mehrsatztraining durchführen. Zu Beginn reicht sonst ein einzelner Satz pro Übung aus. Integrieren Sie tägliche Stretchingübungen zusätzlich zum Cool-down-Stretchen fest in Ihren Alltag. Sie können die Übungen beispielsweise zur Entspannung nach einem anstrengenden Tag oder als Arbeitspause nutzen, wenn Sie am Computer arbeiten.

Kraftübungen

TIPP

Sämtliche Bewegungen korrekt und konzentriert auszuführen ist das A und O für einen guten Trainingserfolg und obendrein der wirksamste Verletzungsschutz.

Erhöhte Liegestütze (+ Zusatzgewicht, + einarmig)

- Stellen Sie die Fußspitzen auf eine leichte Erhöhung. Gehen Sie mit etwa schulterbreitem Stütz, leicht gebeugten Ellbogen und leicht nach innen gedrehten Händen in die Stütz-Ausgangsposition. Spannen Sie den Körper an, halten Sie sich gerade.
- Senken Sie Ihren Körper, bis Ober- und Unterarm einen rechten Winkel bilden. Gehen Sie zurück in die Ausgangsposition.

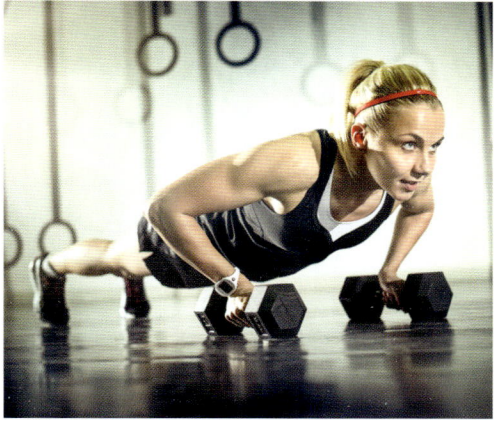

Liegestütze

Einbeinkniebeuge (+Zusatzgewicht, +beidbeinig mit LH)

- Stellen Sie sich mit einem Bein auf eine Bank. Zur Wahrung der Balance halten Sie sich mit beiden Händen an einem geeigneten Gegenstand fest, zum Beispiel an einer Stange.
- Beugen Sie das Knie, bis der Oberschenkel sich etwa parallel zum Boden befindet.
- Das Knie wieder strecken und in die Ausgangsposition zurückkehren.

Pull-Ups für Rücken, Schultern und Arme (**+Klimmzug**)

- Legen Sie sich unter eine Hantelstange, die sich auf zwei Kästen oder in einer Multi-Presse befindet.
- Ziehen Sie sich an der Stange nach oben.

Senken Sie Ihren Körper langsam, bis Sie sich wieder in der Ausgangsposition befinden.
- Wichtig: Spannen Sie dabei die Rumpfmuskulatur an.

Reverse-Crunch ohne Unterstützung (+ mit KH zwischen den Füßen)

- Legen Sie sich auf den Rücken. Die Arme mit nach außen gedrehten Handflächen neben den Körper legen oder über den Kopf gestreckt fixieren. Die Oberschenkel bis zur Senkrechten beugen, wobei sich die Unterschenkel überkreuzen.
- Heben Sie nun das Becken durch die Kraft der Bauchmuskeln geradewegs nach oben, so dass es möglichst vollständig in der Luft ist und das Gewicht des Oberkörpers auf den Schultern ruht. Diese Position für einige Sekunden halten.
- Kehren Sie wieder in die Ausgangslage zurück.

TIPP

Machen Sie ein Doppelkinn und atmen Sie gleichmäßig. Verwenden Sie die Arme nur zur Stabilisierung, üben Sie keinen Druck damit aus.
Muskuläre Dysbalancen sind die häufigste Ursache für Gelenkbeschwerden und Schmerzen. Insbesondere Schmerzen im Rückenbereich lassen sich öfter auf diese Ursache zurückführen.

Trainingsprogramme

Auf den folgenden Seiten finden Sie Programmbei-
spiele für Ihr Kraft- und Ausdauertraining, denn gut
geplant ist halb gewonnen! Ein Zeitraum von acht
Wochen lässt sich noch überblicken, und Ihr Erfolg
bleibt nicht dem Zufall überlassen. Legen Sie am
besten auch gleich die Tageszeiten fest. Wenn Sie
konsequent trainieren, werden Sie schon bald ein
völlig neues Körperbewusstsein gewinnen.

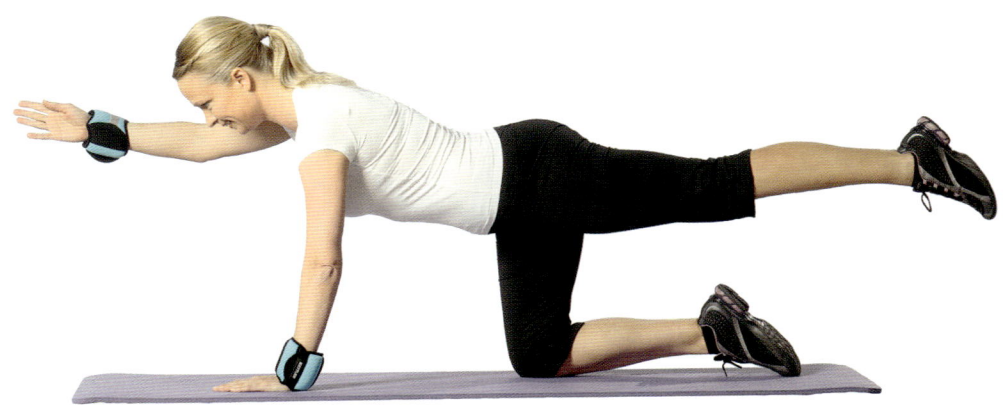

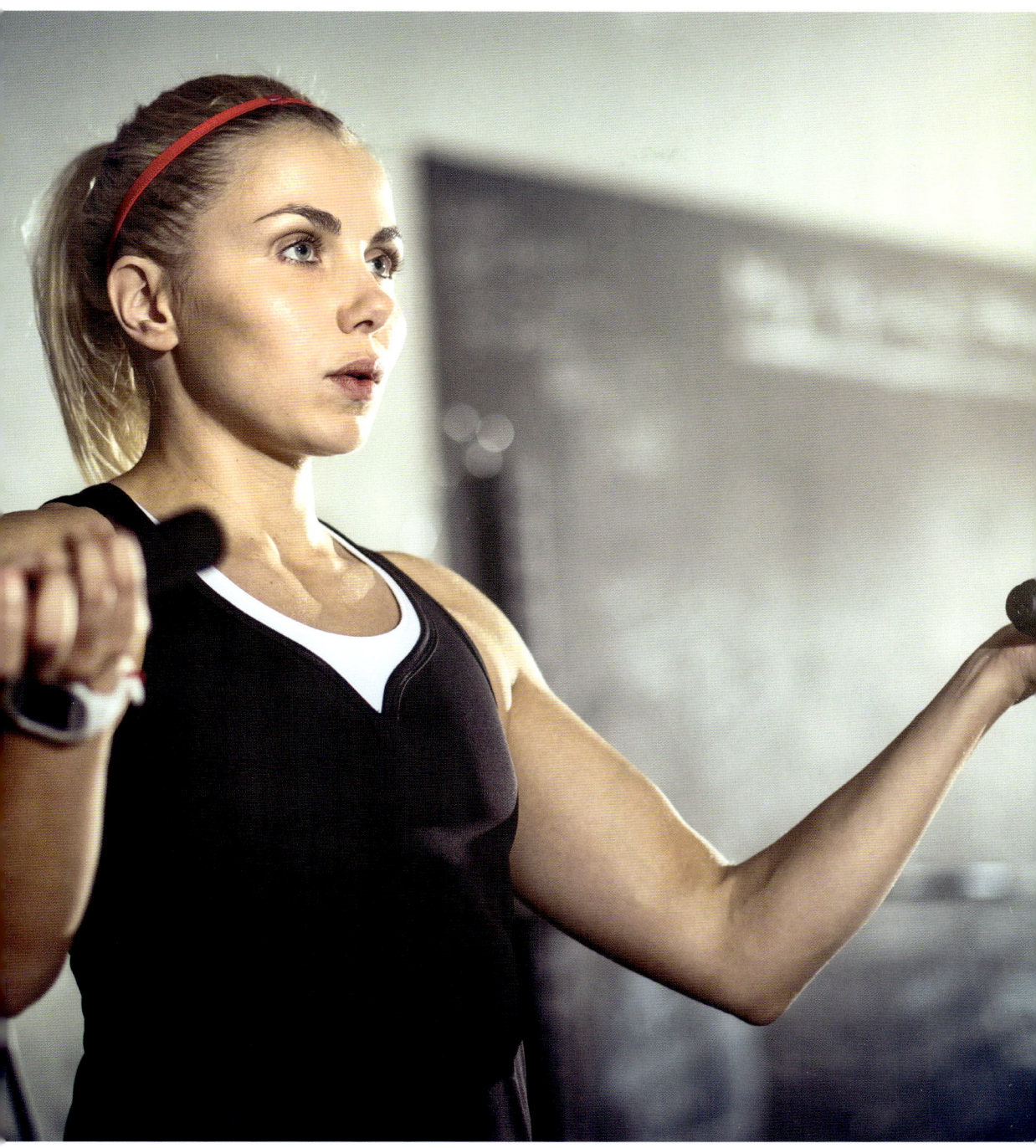

Kraftstation

Die folgenden Trainingsprogramme sind für den Gesundheitsbereich und für ein Grundlagen-Krafttraining für Anfänger konzipiert. Im Gesundheitsbereich sollte mit geringer Gewichtsbelastung und hohen Wiederholungen gearbeitet werden. Wir empfehlen folgende Übungen: Latissimus-Ziehen, Butterfly, Brustpresse, Beincurl. Halten Sie zwischen den Serien ein bis drei Minuten Pause ein.

WOCHE 1 + 2				
	Gesundheitstraining (30–50 % der Maximalkraft)		Krafttraining für Anfänger (50–70 % der Maximalkraft)	
Tage	Serie	Wiederholungen	Serie	Wiederholungen
Mo	2	10 bis 15 (je nach Können)	3	6 bis 8
Mi	2	10 bis 15 (je nach Können)	3	6 bis 8
Fr	2	10 bis 15 (je nach Können)	3	6 bis 8
	In der zweiten Woche 2 Serien à 15 Wiederholungen.		In der zweiten Woche sollten die Wiederholungen auf 8 bis 10 (je nach Können) erhöht werden.	

WOCHE 3 + 4				
	Gesundheitstraining (30–50 % der Maximalkraft)		Krafttraining für Anfänger (50–70 % der Maximalkraft)	
Tage	Serie	Wiederholungen	Serie	Wiederholungen
Mo	3	10 bis 15 (je nach Können)	3	10 bis 12
Mi	3	10 bis 15 (je nach Können)	3	10 bis 12
Fr	3	10 bis 15 (je nach Können)	3	10 bis 12
	In der vierten Woche 3 Serien à 15 Wiederholungen.		In der vierten Woche sollten die Wiederholungen auf 12 bis 15 (je nach Können) erhöht werden.	

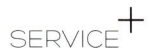

WOCHE 5 + 6				
	Gesundheitstraining (30–50 % der Maximalkraft)		Krafttraining für Anfänger (50–70 % der Maximalkraft)	
Tage	Serie	Wiederholungen	Serie	Wiederholungen
Mo	3	15 bis 20 (je nach Können)	4	8 bis 10
Mi	3	15 bis 20 (je nach Können)	4	8 bis 10
Fr	3	15 bis 20 (je nach Können)	4	8 bis 10
	In der sechsten Woche 3 Serien à 20 Wiederholungen.		In der sechsten Woche sollten die Wiederholungen auf 10 bis 15 (je nach Können) erhöht werden.	

WOCHE 7 + 8				
	Gesundheitstraining (30–50 % der Maximalkraft)		Krafttraining für Anfänger (50–70 % der Maximalkraft)	
Tage	Serie	Wiederholungen	Serie	Wiederholungen
Mo	3	20 bis 25 (je nach Können)	4	10 bis 15
Mi	3	20 bis 25 (je nach Können)	4	10 bis 15
Fr	3	20 bis 25 (je nach Können)	4	10 bis 15
	In der achten Woche 3 Serien à 25 bis 30 Wiederholungen.		In der achten Woche sollte auf 5 Serien à 10 bis 15 Wiederholungen erhöht werden.	

Bauchtrainer

Eine gekräftigte Bauchmuskulatur stabilisiert gleichzeitig die Wirbelsäule. Für ein effektives Training sollten Sie mindestens zwei- bis dreimal pro Woche trainieren. Beachten Sie dabei die Angaben zur Übungsausführung auf Seite XXX.

WOCHE 1 + 2				
	Anfänger		Fortgeschrittene	
Tage	Serie	Wiederholungen	Serie	Wiederholungen
Mo	2	6 bis 8	3	10 bis 12
Mi	2	6 bis 8	3	10 bis 12
Fr	2	6 bis 8	3	10 bis 12
	In der zweiten Woche die Wiederholungen auf 8 erhöhen.		In der zweiten Woche die Wiederholungen auf 12 erhöhen.	

WOCHE 3 + 4				
	Anfänger		Fortgeschrittene	
Tage	Serie	Wiederholungen	Serie	Wiederholungen
Mo	3	6 bis 8	3	15 bis 20
Mi	3	6 bis 8	3	15 bis 20
Fr	3	6 bis 8	3	15 bis 20
	In der vierten Woche die Wiederholungen auf 8 erhöhen.		In der vierten Woche die Wiederholungen auf 20 (je nach Können) erhöhen.	

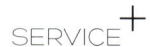

WOCHE 5 + 6				
	Anfänger		**Fortgeschrittene**	
Tage	Serie	Wiederholungen	Serie	Wiederholungen
Mo	3	10 bis 12	4	15 bis 20
Mi	3	10 bis 12	4	15 bis 20
Fr	3	10 bis 12	4	15 bis 20
	In der sechsten Woche die Wiederholungen auf 12 erhöhen.		In der sechsten Woche 4 Serien à 20 Wiederholungen.	

WOCHE 7 + 8				
	Anfänger		**Fortgeschrittene**	
Tage	Serie	Wiederholungen	Serie	Wiederholungen
Mo	3	10 bis 15	4	15 bis 20
Mi	3	10 bis 15	4	15 bis 20
Fr	3	10 bis 15	4	15 bis 20
	In der achten Woche 3 Serien à 15 Wiederholungen.		In der achten Woche 5 Serien mit 15 bis 20 Wiederholungen. Übungen für die schräge Bauchmuskulatur einstreuen.	

Rückentrainer

Eine gekräftigte Rückenmuskulatur stabilisiert die Wirbelsäule. Für ein effektives Training sollten Sie mindestens zwei- bis dreimal pro Woche trainieren.

Beachten Sie dabei die Angaben zur Übungsausführung auf Seite XX.

WOCHE 1 + 2				
	Anfänger		Fortgeschrittene	
Tage	Serie	Wiederholungen	Serie	Wiederholungen
Mo	2	6 bis 8	3	8 bis 12
Mi	2	6 bis 8	3	8 bis 12
Fr	2	6 bis 8	3	8 bis 12
	In der zweiten Woche die Wiederholungen auf 8 erhöhen.		In der zweiten Woche die Wiederholungen auf 12 erhöhen.	

WOCHE 3 + 4				
	Anfänger		Fortgeschrittene	
Tage	Serie	Wiederholungen	Serie	Wiederholungen
Mo	3	6 bis 8	3	12 bis 15
Mi	3	6 bis 8	3	12 bis 15
Fr	3	6 bis 8	3	12 bis 15
	In der vierten Woche die Wiederholungen auf 8 erhöhen.		In der vierten Woche die Wiederholungen auf 12 bis 15 (je nach Können) erhöhen.	

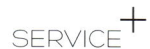

WOCHE 5 + 6					
	Anfänger			Fortgeschrittene	
Tage	Serie	Wiederholungen		Serie	Wiederholungen
Mo	3	10 bis 12		3 bis 4	10 bis 15
Mi	3	10 bis 12		3 bis 4	10 bis 15
Fr	3	10 bis 12		3 bis 4	10 bis 15
	In der sechsten Woche die Wiederholungen auf 12 erhöhen.			In der sechsten Woche auf 4 Serien à 15, 10, 15, 10 steigern.	

WOCHE 7 + 8					
	Anfänger			Fortgeschrittene	
Tage	Serie	Wiederholungen		Serie	Wiederholungen
Mo	3	10 bis 15		4 bis 5	15 bis 20
Mi	3	10 bis 15		4 bis 5	15 bis 20
Fr	3	10 bis 15		4 bis 5	15 bis 20
	In der achten Woche 3 Serien à 15 Wiederholungen.			In der achten Woche 5 Serien mit 15 bis 20 Wiederholungen. Übungen für die schräge Bauchmuskulatur einstreuen.	

Hantelbank

Das freie Hanteltraining kräftigt die Muskulatur und schult gleichzeitig die Koordination. Die folgenden Trainingsprogramme sind für den Gesundheitsbereich und für ein Grundlagen-Krafttraining für Anfänger konzipiert. Im Gesundheitsbereich sollte mit geringer Gewichtsbelastung und hohen Wiederholungen gearbeitet werden. Wir empfehlen folgende Übungen: Butterfly liegend, Pull-Overs, Bauchdrücken.

WOCHE 1 + 2				
	Gesundheitstraining (30–50 % der Maximalkraft)		Krafttraining für Anfänger (50–70 % der Maximalkraft)	
Tage	Serie	Wiederholungen	Serie	Wiederholungen
Mo	2	10 bis 15 (je nach Können)	3	6 bis 8
Mi	2	10 bis 15 (je nach Können)	3	6 bis 8
Fr	2	10 bis 15 (je nach Können)	3	6 bis 8
	In der zweiten Woche 2 Serien à 15 Wiederholungen.		In der zweiten Woche sollten die Wiederholungen auf 8 bis 10 (je nach Können) erhöht werden.	

WOCHE 3 + 4				
	Gesundheitstraining (30–50 % der Maximalkraft)		Krafttraining für Anfänger (50–70 % der Maximalkraft)	
Tage	Serie	Wiederholungen	Serie	Wiederholungen
Mo	2	10 bis 15 (je nach Können)	3	6 bis 8
Mi	2	10 bis 15 (je nach Können)	3	6 bis 8
Fr	2	10 bis 15 (je nach Können)	3	6 bis 8
	In der vierten Woche 2 Serien à 15 Wiederholungen.		In der vierten Woche sollten die Wiederholungen auf 12 bis 15 (je nach Können) erhöht werden.	

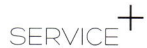

WOCHE 5 + 6				
	Gesundheitstraining (30–50 % der Maximalkraft)		Krafttraining für Anfänger (50–70 % der Maximalkraft)	
Tage	Serie	Wiederholungen	Serie	Wiederholungen
Mo	3	15 bis 20 (je nach Können)	4	8 bis 10
Mi	3	15 bis 20 (je nach Können)	4	8 bis 10
Fr	3	15 bis 20 (je nach Können)	4	8 bis 10
	In der sechsten Woche 3 Serien à 20 Wiederholungen.		In der sechsten Woche sollten die Wiederholungen auf 10 bis 12 (je nach Können) erhöht werden.	

WOCHE 7 + 8				
	Gesundheitstraining (30–50 % der Maximalkraft)		Krafttraining für Anfänger (50–70 % der Maximalkraft)	
Tage	Serie	Wiederholungen	Serie	Wiederholungen
Mo	3	20 bis 25 (je nach Können)	4 bis 5	10 bis 15
Mi	3	20 bis 25 (je nach Können)	4 bis 5	10 bis 15
Fr	3	20 bis 25 (je nach Können)	4 bis 5	10 bis 15
	In der achten Woche 3 Serien à 25 bis 30 Wiederholungen.		In der achten Woche sollten Sie auf 5 Serien à 10 bis 15 Wiederholungen erhöhen.	

Heimfahrrad

Wir empfehlen zwei bis drei Trainingseinheiten pro Woche. Vor jedem Training sollten Sie sich mindestens acht bis zehn Minuten aufwärmen und dehnen.

Jedes Training sollte mit einem Stretching beendet werden.

WOCHE 1 + 2				
	Anfänger		Fortgeschrittene	
Tage	Dauer	Intensität	Dauer	Intensität
Mo	20 Min.	ohne Widerstand, langsames Tempo	30 Min.	moderates Tempo, Widerstand gering halten
Mi	20 Min.	ohne Widerstand, langsames Tempo	30 Min.	moderates Tempo, Widerstand gering halten
Fr	20 Min.	ohne Widerstand, langsames Tempo	30 Min.	moderates Tempo, Widerstand gering halten
	In der zweiten Woche zwischendurch zwei bis drei Minuten das Tempo erhöhen. Pulsfrequenz dabei einhalten.		In der zweiten Woche das Tempo zwischendurch steigern. Die Pulsfrequenz dabei einhalten.	

WOCHE 3 + 4				
	Anfänger		Fortgeschrittene	
Tage	Dauer	Intensität	Dauer	Intensität
Mo	25 Min.	nach 10 Min. je 1 Min. Widerstand Stufe 2	35 Min.	Tempo variieren, Widerstand gering halten
Mi	25 Min.	nach 10 Min. je 1 Min. Widerstand Stufe 2	35 Min.	Tempo variieren, Widerstand gering halten
Fr	25 Min.	nach 10 Min. je 1 Min. Widerstand Stufe 2	35 Min.	Tempo variieren, Widerstand gering halten
	In der vierten Woche nach jeweils 7 Min. Widerstand auf Stufe 2, 3 und dann 4 stellen. Pulsfrequenz dabei einhalten.		In der vierten Woche zwischendurch das Tempo je 1 Min. anziehen. Die Pulsfrequenz dabei einhalten.	

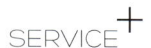

WOCHE 5 + 6				
	Anfänger		**Fortgeschrittene**	
Tage	**Dauer**	**Intensität**	**Dauer**	**Intensität**
Mo	30 Min.	moderates Tempo, Widerstand gering halten	40 Min.	Tempo variieren, Widerstand gering halten
Mi	30 Min.	moderates Tempo, Widerstand gering halten	40 Min.	Tempo variieren, Widerstand gering halten
Fr	30 Min.	moderates Tempo, Widerstand gering halten	40 Min.	Tempo variieren, Widerstand gering halten
	In der sechsten Woche moderates Tempo, Widerstand etwas erhöhen. Pulsfrequenz dabei einhalten.		Erhöhen Sie in der sechsten Woche wenn möglich den Widerstand um 1 oder 2 Stufen. Pulsfrequenz dabei einhalten.	

WOCHE 7 + 8				
	Anfänger		**Fortgeschrittene**	
Tage	**Dauer**	**Intensität**	**Dauer**	**Intensität**
Mo	35 Min.	Tempo variieren, Widerstand gering halten	45 Min.	Tempo variieren, Widerstand erhöhen
Mi	35 Min.	Tempo variieren, Widerstand gering halten	45 Min.	Tempo variieren, Widerstand erhöhen
Fr	35 Min.	Tempo variieren, Widerstand gering halten	45 Min.	Tempo variieren, Widerstand erhöhen
	Bauen Sie in der achten Woche zwischendurch kurze Sprints ein.		Bauen Sie in der achten Woche zwischendurch kurze Sprints ein. Pulsfrequenz dabei beachten.	

Laufband

Wir empfehlen zwei bis drei Trainingseinheiten pro Woche. Vor jedem Training sollten Sie sich mindestens acht bis zehn Minuten aufwärmen und dehnen. Jedes Training sollte mit einem Stretching beendet werden.

WOCHE 1 + 2				
	Anfänger		Fortgeschrittene	
Tage	Dauer	Intensität	Dauer	Intensität
Mo	20 Min.	zügiges Gehen	30 Min.	Laufen im langsamen Tempo
Mi	20 Min.	zügiges Gehen	30 Min.	Laufen im langsamen Tempo
Fr	20 Min.	zügiges Gehen	30 Min.	Laufen im langsamen Tempo
	In der zweiten Woche zwischendurch zwei bis drei Minuten erhöhtes Schrittempo. Pulsfrequenz dabei einhalten.		In der zweiten Woche das Tempo zwischendurch steigern. Die Pulsfrequenz dabei einhalten.	

WOCHE 3 + 4				
	Anfänger		Fortgeschrittene	
Tage	Dauer	Intensität	Dauer	Intensität
Mo	25 Min.	nach 10 Min. je 1 Min. laufen	35 Min.	Laufen in moderatem Tempo
Mi	25 Min.	nach 10 Min. je 1 Min. laufen	35 Min.	Laufen in moderatem Tempo
Fr	25 Min.	nach 10 Min. je 1 Min. laufen	35 Min.	Laufen in moderatem Tempo
	In der vierten Woche nach 10 Min. Gehen jeweils 2 Min. laufen. Pulsfrequenz dabei einhalten.		In der vierten Woche zwischendurch das Tempo je 1 Min. anziehen. Die Pulsfrequenz dabei einhalten.	

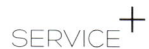

WOCHE 5 + 6				
	Anfänger		**Fortgeschrittene**	
Tage	**Dauer**	**Intensität**	**Dauer**	**Intensität**
Mo	30 Min.	Gehen und Laufen im Wechsel	40 Min.	Laufen nach Pulsfrequenz
Mi	30 Min.	Gehen und Laufen im Wechsel	40 Min.	Laufen nach Pulsfrequenz
Fr	30 Min.	Gehen und Laufen im Wechsel	40 Min.	Laufen nach Pulsfrequenz
	In der fünften Woche nach 8 Min. je 3 Min. laufen. In der sechsten Woche nach 6 Min. je 3 Min. laufen. Pulsfrequenz einhalten.		Achten Sie auf Ihre Pulsfrequenz.	

WOCHE 7 + 8				
	Anfänger		**Fortgeschrittene**	
Tage	**Dauer**	**Intensität**	**Dauer**	**Intensität**
Mo	35 Min.	8 Min. Gehen, 5 Min. Laufen	45 Min.	Laufen nach Pulsfrequenz
Mi	35 Min.	8 Min. Gehen, 5 Min. Laufen	45 Min.	Laufen nach Pulsfrequenz
Fr	35 Min.	8 Min. Gehen, 5 Min. Laufen	45 Min.	Laufen nach Pulsfrequenz
	In der achten Woche steigern: 5 Min. Gehen, 7 Min. Laufen. Pulsfrequenz dabei einhalten.		Wenn Sie sich fit fühlen, dann bauen Sie ein paar Treppen oder Hügel in Ihr Training ein.	

Crosstrainer

Wir empfehlen zwei bis drei Trainingseinheiten pro Woche. Vor jedem Training sollten Sie sich mindestens acht bis zehn Minuten aufwärmen und dehnen.

Jedes Training sollte mit einem Stretching beendet werden.

WOCHE 1 + 2				
	Anfänger		Fortgeschrittene	
Tage	**Dauer**	**Intensität**	**Dauer**	**Intensität**
Mo	20 Min.	ohne Widerstand, langsames Tempo	30 Min.	moderates Tempo, Widerstand gering halten
Mi	20 Min.	ohne Widerstand, langsames Tempo	30 Min.	moderates Tempo, Widerstand gering halten
Fr	20 Min.	ohne Widerstand, langsames Tempo	30 Min.	moderates Tempo, Widerstand gering halten
	In der zweiten Woche zwischendurch 2 Min. das Tempo erhöhen. Pulsfrequenz einhalten.		In der zweiten Woche das Tempo kurz erhöhen.	

WOCHE 3 + 4				
	Anfänger		Fortgeschrittene	
Tage	**Dauer**	**Intensität**	**Dauer**	**Intensität**
Mo	25 Min.	nach 10 Min. je 1 Min. Widerstand Stufe 2	35 Min.	Tempo variieren, Widerstand gering halten
Mi	25 Min.	nach 10 Min. je 1 Min. Widerstand Stufe 2	35 Min.	Tempo variieren, Widerstand gering halten
Fr	25 Min.	nach 10 Min. je 1 Min. Widerstand Stufe 2	35 Min.	Tempo variieren, Widerstand gering halten
	In der vierten Woche nach 7 Min. Widerstand auf Stufe 2, 3 und dann 4 stellen.		In der vierten Woche Vorwärts- und Rückwärtsbewegung kombinieren.	

WOCHE 5 + 6				
	Anfänger		Fortgeschrittene	
Tage	Dauer	Intensität	Dauer	Intensität
Mo	30 Min.	moderates Tempo, Widerstand gering halten	40 Min.	Tempo variieren, Widerstand gering halten
Mi	30 Min.	moderates Tempo, Widerstand gering halten	40 Min.	Tempo variieren, Widerstand gering halten
Fr	30 Min.	moderates Tempo, Widerstand gering halten	40 Min.	Tempo variieren, Widerstand gering halten
	In der sechsten Woche moderates Tempo, Widerstand etwas erhöhen.		Variieren Sie Vorwärts- und Rückwärtsbewegung.	

WOCHE 7 + 8				
	Anfänger		Fortgeschrittene	
Tage	Dauer	Intensität	Dauer	Intensität
Mo	35 Min.	Tempo variieren, Widerstand gering halten	45 Min.	Tempo variieren, Widerstand erhöhen
Mi	35 Min.	Tempo variieren, Widerstand gering halten	45 Min.	Tempo variieren, Widerstand erhöhen
Fr	35 Min.	Tempo variieren, Widerstand gering halten	45 Min.	Tempo variieren, Widerstand erhöhen
	Bauen Sie kleine Sprints ein.		Vorwärts- und Rückwärtsbewegung variieren.	

Adressen Home-Fitness-Geräte

ERGO-FIT GmbH & Co. KG
Blocksbergstr. 165
66955 Pirmasens
Tel.: +49 (6331) 2461-0
http://www.ergo-fit.de

Heinz Kettler GmbH & Co. KG
Hauptstraße 28
59469 Ense-Parsit
Tel. +49 (0) 2938 81 13 43
http://www.kettler.net

Polar Electro GmbH Deutschland
Darmstädter Str. 59
64572 Büttelborn
Tel. +49 (0) 6152 92 36-600
http://www.polar.com/de

Schnell Trainingsgeräte GmbH
Sportweg 9
86565 Peutenhausen
Tel. +49 (0) 82 52 - 88 55-0
http://www.schnell-online.de/

Technogym Wellness & Biomedical GmbH
Im Geisbaum 10
63329 Egelsbach
Tel. +49 (0) 6103 20 12 40
http://www.technogym.com/de/

WaterRower GmbH (Zentrale)
Otto-Hahn-Straße 75
48529 Nordhorn
Tel. +49 (0) 59 21 - 17 98 400
http://www.waterrower.de

Literatur

Bloomfield, J./Fricker, P.A./Fitch, K.D.: Science and Medicine in Sport. Champaign, Illinois 1996.

Bloss, H.A.: Bewegung gegen Herzinfarkt. Piper, München 1986.

Bloss, H.A.: Fitness-Lexikon. Gesundheitssport von A–Z. 2. Aufl. Econ, Düsseldorf 1992.

Bloss, H.A./Staedt, U.: Herzinfarkt ist kein Schicksal. Droemer, München 2002.

Bloss, H.A./Wolff, Ch./Bloss, Ch.: Gesund mit Pilates. 8. A.Weltbild, Augsburg 2012

Colcombe, S.J./Kramer, A.F: Fitness effects on the cognitive function of older adults: A meta-analytic study. Psychological Science, 14(2), 125-130. 2003.
Harris, J./Elbourn, J.: Warming up and Cooling down.

2.A. Human Kinetics, Leeds 2002.
Hollmann, W./Strüder, H.K.: Sportmedizin: Grundlagen von körperlicher Aktivität, Training und Präventiv-medizin, 5.A. Schattauer, Stuttgart, New York 2009.

Larson, E.B./Wang,L./Bowen,J.D./McCormick,W.C./Teri, L.P.et al.: Exercise is associated with reduced risk for incident Dementia among persons 65 years of age and older. Annals of International Medicine, 144(2), 73-81. 2006.

Röthig, P. (Hrsg.): Sportwissenschaftliches Lexikon, 7. A. Hofmann, Schorndorf 2003.

Weineck, J.: Optimales Training, 16.A. Spitta, Balingen 2009.

WHO: Active Ageing. A policy framework. Madrid 2002.

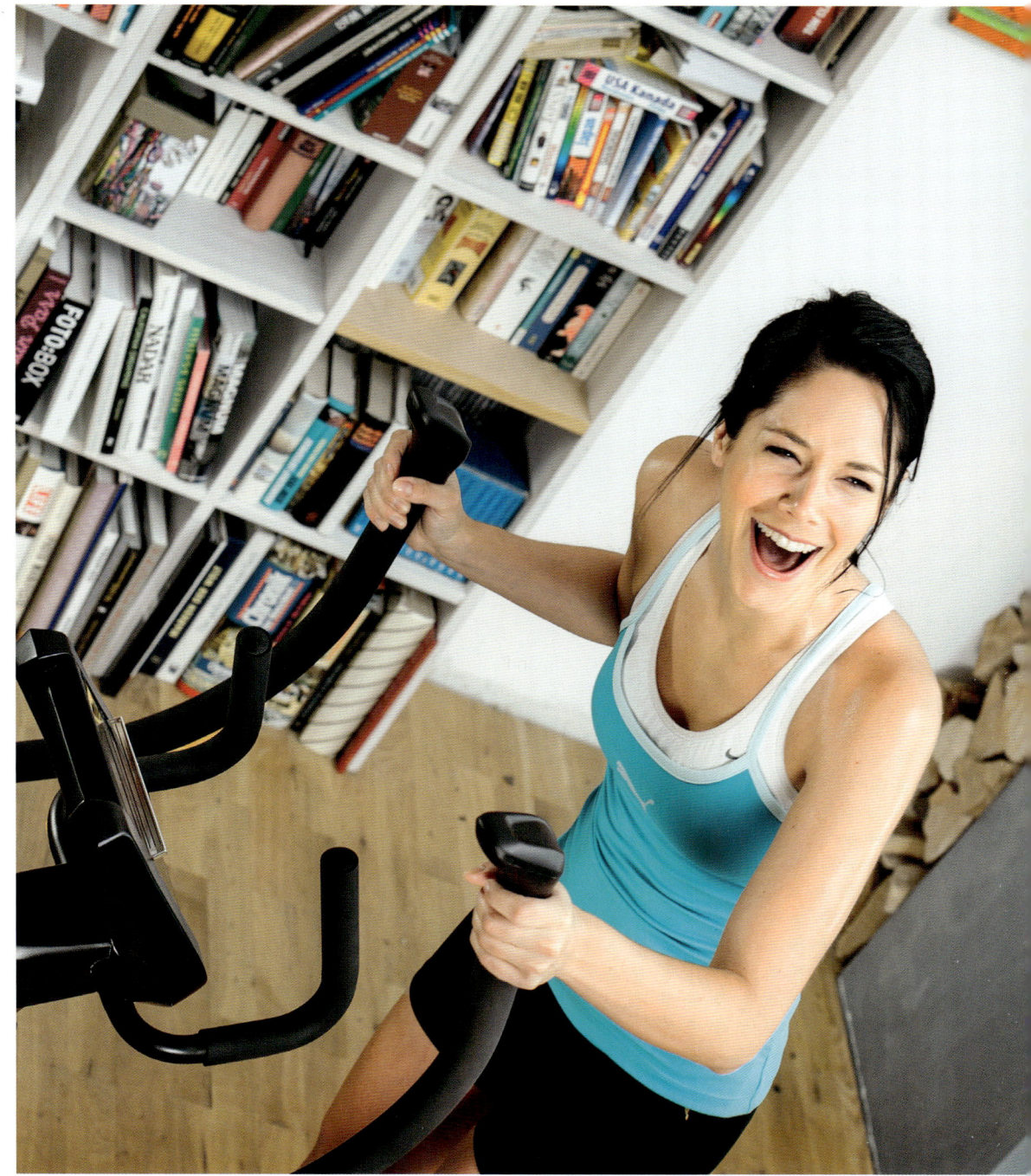

Register

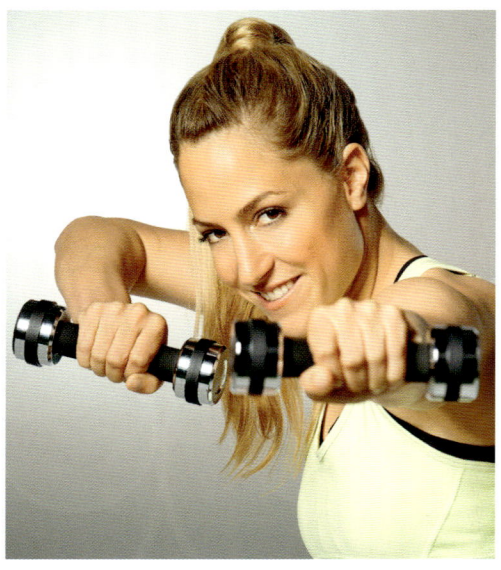

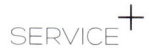

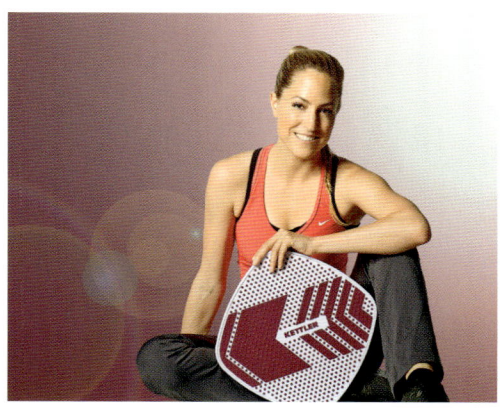

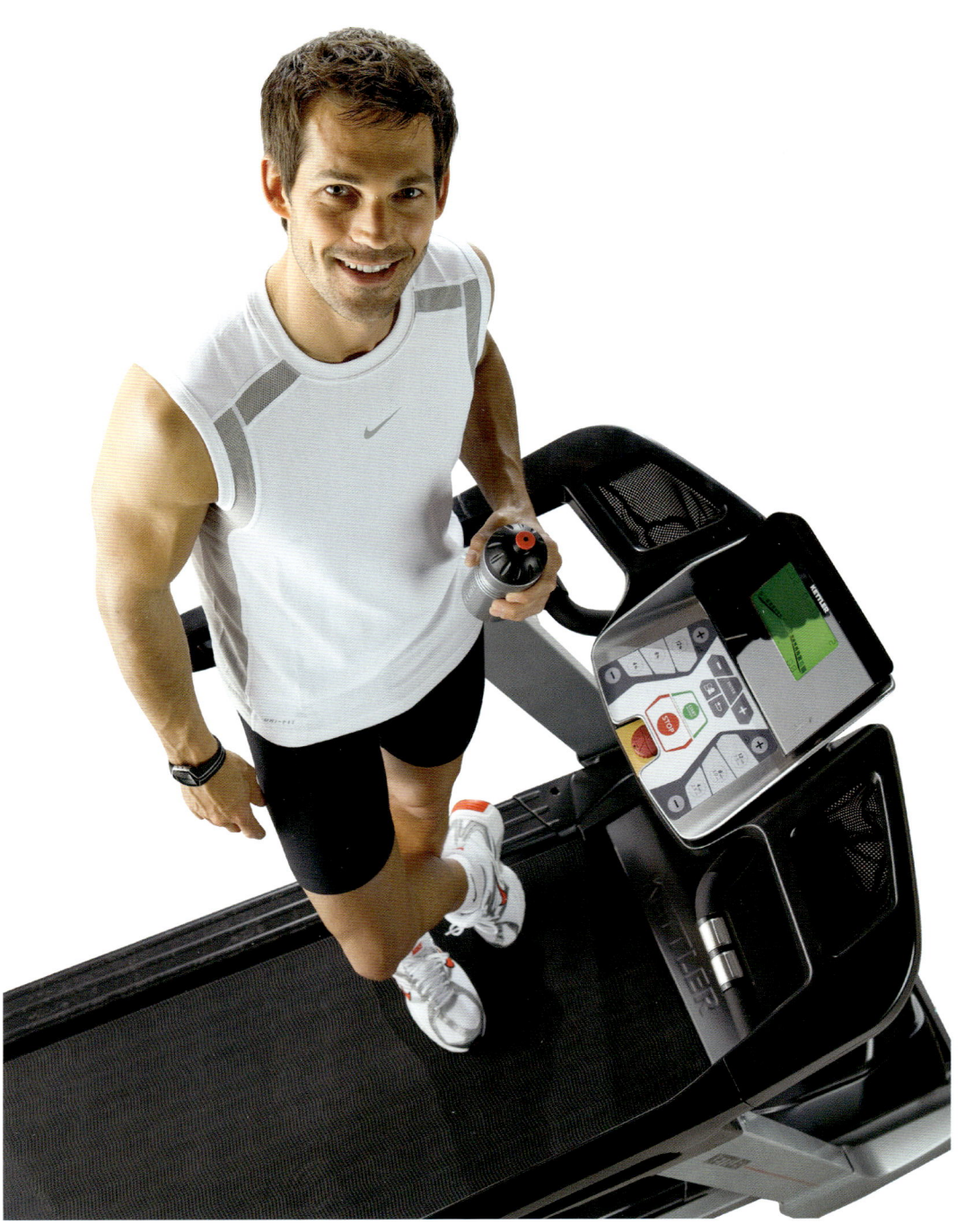

Zum Weiterlesen aus dem Verlag pietsch

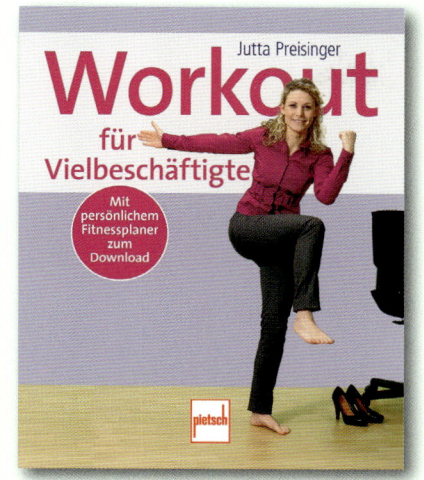

Jutta Preisinger

Workout für Vielbeschäftigte

- Mit persönlichem Fitnessplaner zum Download

Wie funktioniert Fitness ganz «nebenbei» und wie hält man sich gesund, wenn man wenig Zeit hat? Dieser Ratgeber zeigt Workouts und Fitnesspläne für Berufstätige und Vielbeschäftigte, die sich neben Familie und Karriere um körperliche und mentale Fitness kümmern möchten. Jutta Preisingers Übungen lassen sich ganz leicht in den Alltag integrieren - sei es zu Hause oder im Büro. Auch das hochaktuelle Thema des psychischen Wohlbefindens und die gesundheitsbewusste Ernährung kommen nicht zu kurz.

Seiten 112, Abbildungen 110
Format 150 x 180 mm, broschiert

ISBN 978-3-613-50700-5
9.95 € / 14.00 CHF / 10.30 € (A)

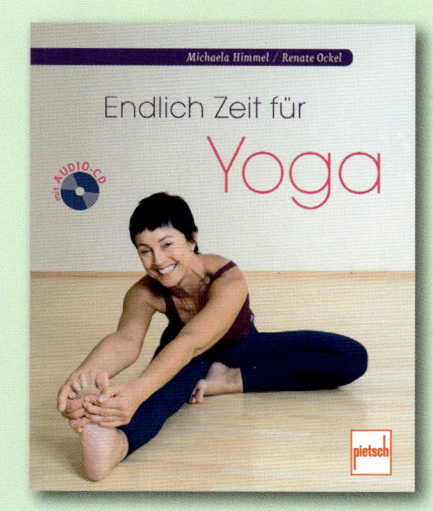

Michaela Himmel / Renate Ockel

Endlich Zeit für Yoga - mit Audio-CD

Mit zunehmendem Alter lassen Kräfte und Beweglichkeit nach. Yoga bietet eine ideale Übungsform, dem entgegenzuwirken, denn es fördert die Beweglichkeit, trainiert Muskeln, Gelenke und Knochen und aktiviert das Herz-Kreislauf-System. Auch bestehende gesundheitliche Probleme lassen sich mit Yoga positiv beeinflussen. Der Ratgeber bietet eine ganzheitliche Hilfestellung zu einem aktiven Leben auch im fortgeschrittenen Alter.

Seiten 144, Abbildungen 284
Format 170 x 210 mm, broschiert

ISBN 978-3-613-50737-1
19.95 € / 27.90 CHF / 20.60 € (A)

Stand Oktober 2013
Änderungen in Preis und Lieferfähigkeit vorbehalten

Überall, wo es Bücher gibt, oder unter:
www.paul-pietsch-verlage.de
Tel. 0711 / 98 809 984

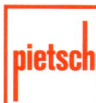

Die Autoren

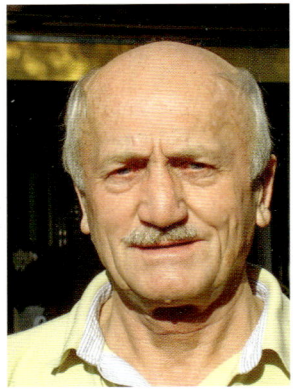

Prof. Dr. Hans A. Bloss, geb. 1939, Sportwissenschaftler und renommierter Fitnessexperte, beschäftigt sich seit Jahrzehnten mit Sport, Gesundheit und Fitness und gilt als Experte in diesen Bereichen (»Fitness-Papst«). Er ist bekannt als Autor zahlreicher Bücher und Beiträge in Zeitungen, Zeitschriften, Rundfunk und Fernsehen und war als Gastprofessor in Kolumbien, den USA, Israel, Honduras und Costa Rica tätig.
Prof. Bloss hält sich mit Jogging, Walking, Wandern, Schwimmen, Rad fahren und Home-Fitness-Training fit.

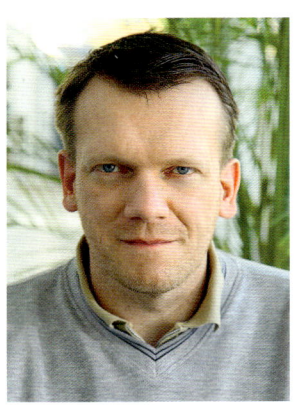

Dr. Holger Krakowski-Roosen, geb. 1970, Dipl.-Sportlehrer, Sportwissenschaftler und renommierter Fitnessexperte. Er war viele Jahre am Deutschen Krebsforschungszentrum tätig und etablierte am Nationalen Zentrum für Tumorerkrankungen in Heidelberg ein Sportangebot für stationäre und ambulante Tumorpatienten.
Er ist Verfasser zahlreicher Beiträge in medizinischen Fachzeitschriften zum Thema Krebs und Sport. Dr. Krakowski-Roosen hält sich mit Jogging, Schwimmen und Krafttraining zuhause fit.

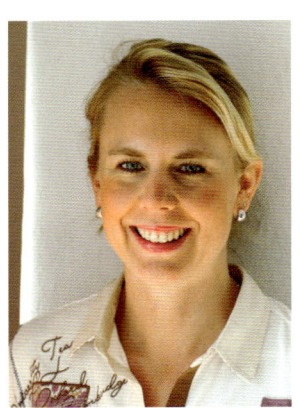

Dr. med. Isabel Bloss, geb. 1975, ist Ärztin für Allgemeinmedizin mit eigener Praxis in Ettlingen bei Karlsruhe (www.praxis-dr-bloss.de). Schwerpunkte ihrer Arbeit sind Naturheilverfahren, chinesische Medizin und Akupunktur. Sie ist erfolgreiche Buchautorin und als medizinische Fachberaterin in der renommierten Monats-Zeitschrift »Natur & Heilen« tätig. Darüber hinaus ist sie durch zahlreiche Fachbeiträge in Zeitungen, Zeitschriften (Natur & Heilen, Reformhauskurier) sowie Fernsehauftritte bekannt. Fit hält sich Dr. Isabel Bloss vor allem mit Yoga, Jogging und Bergwandern.